Voyages

Tribulations chirurgicales autour du monde.

Frederic Jacquot

Préambule

Ce recueil comprend des textes qui ont été écrits à des époques différentes, dans des circonstances différentes, mais qui avaient besoin d'être publiés afin de les sauver d'une pure disparition. Leur fil conducteur est la vérité. Ils résument l'évolution intellectuelle et professionnelle d'un chirurgien ordinaire au fil de pérégrinations dans le monde de la chirurgie et de la société des hommes, au cours de différents voyages de formation ou d'actions humanitaires. Ils n'ont pas d'autre prétention et j'espère que le lecteur trouvera plaisir à les lire autant que j'en eus à les écrire.

Chirurgien à Peshawar

Le 707 de Pakistan International Airways amorce sa descente sur Peshawar; mon estomac se remet à peine des épices du "Pakistani meal" que j'ai tenu à essayer. "Chers passagers, dans quelques instants, Inch'Allah nous allons atterrir...". Certains disent "Please Inform Allah"(PIA)! On aperçoit au loin les contreforts de l'Indou Koush, et peut être la célèbre Khyber Pass, qui a vu dans les deux sens de nombreux envahisseurs depuis Alexandre le Grand. C'est dans un rêve que je suis assailli par les porteurs, récupéré par le responsable local du programme et que nous affrontons la circulation démoniaque, la chaleur et la poussière, à bord d'une Suzuki - pot de yaourt hors d'âge. On roule à gauche, volant à droite, en évitant les ânes et les cabris, les charrettes à bras, les camions chamarrés et les autobus chargés de grappes humaines. Je découvre enfin la résidence commune et l'hôpital qui seront mon domaine pendant quelques mois. Jeune interne parisien, j'ai choisi pour mon service en coopération un exercice particulier: les réfugiés Afghans du Nord du Pakistan.

Peshawar est une ville de 400 000 habitants qui compte un million de réfugiés; c'est la capitale de la NWFP, la Province Frontière du Nord Ouest, le plus vieux bazar d'Asie, l'une des étapes de la route de la soie, au carrefour entre l'Inde, la Chine et l'Afghanistan. Tout s'y vend et tout s'y achète. La route de la soie charrie aujourd'hui autant de hachisch, d'héroïne d'armes automatiques et d'électronique d'extrême orient que d'épices et de tapis; le Pakistan est notoirement un narco-état. La chaleur est étouffante presque toute l'année, mais on y voit peu le soleil, à cause de la poussière et de la pollution. Je travaille dans un petit hôpital, construit et financé par la CEE, avec une équipe Afghane à 100% - sauf les cadres. Un service de chirurgie de 45 lits, deux blocs opératoires, 15 infirmiers pour la plupart formés sur le tas, et quelques traducteurs. Anciens moudjaheedeens, anciens étudiants en médecine, quelques professeurs de la faculté de Kaboul fuyant les bombes; certains ont été emprisonnés aux heures les plus noires. Tous sont réfugiés et habitent dans les camps avec leur famille, qui compte toujours plusieurs dizaines de personnes. Plusieurs infirmiers sont mollahs.

Il y a deux hôpitaux d'état à Peshawar. Ils sont immenses et surpeuplés; les soins y sont gratuits, mais tout coûte très cher aux familles. La police pakistanaise y transporte les nombreux accidentés. L'accueil des réfugiés y est libre et théoriquement gratuit; ils sont cependant assez mal vus. Il y a de plus d'assez nombreux hôpitaux dédiés aux réfugiés. Divers spécialistes Afghans ou occidentaux y travaillent, et je n'ai pas trop de mal à adresser des patients à un urologue et un O.R.L. qualifiés.

Théoriquement, je suis tout seul. Seul chirurgien, et chef de service. Dans les faits, j'ai heureusement l'appui du Dr Joch, chirurgien Allemand, orthopédiste et traumatologue, qui vient deux fois par semaine passer la visite des malades avec moi et opérer quelques patients. Ortwin Joch a plaqué sa situation à Francfort il y a cinq ans pour partir en Afghanistan. Les raisons de ce départ, il les tient secrètes. C'est un homme à la barbe blanche, petit et voûté, au caractère très "germanique" et à l'humour froid. Il est craint et respecté des Afghans: en fait, il leur ressemble, de leur propre avis, et pas seulement par l'apparence. Nous nous entretenons dans un anglais aux rudes accents, et il est un conseil prudent et irremplaçable.

Que faire, lorsqu'on est un très jeune orthopédiste et qu'on se trouve subitement à la tête d'un service de chirurgie générale, et d'une équipe hétéroclite mais efficace, et nanti d'un conseil avisé? Nous recevons peu d'urgences. Par contre, ma consultation est bondée, assaillie d'Afghans qui viennent me montrer leurs hernies, la pathologie des camps, et surtout les séquelles de 10 années d'une guerre atroce. Nos soins sont gratuits, mais notre budget a ses limites, et je suis fortement engagé à faire des choix, et poser les indications avec discernement. J'en viens à ne faire que de la chirurgie osseuse, ou presque, mais une chirurgie sans doute bien plus proche de celle qu'ont dû connaître nos vieux maîtres, ou plutôt les maîtres de nos maîtres, que de ce que j'ai appris au cours d'un internat parisien. Il y a quantité d'ostéomyélites, infections primitives de l'os, chez des enfants et des adultes, au stade chronique, avec des déformations et des destructions importantes, des fistules qui suppurent largement, et j'apprendrai - quelquefois à mes dépends - à n'opérer que les séquestres évidents sans rêver de stériliser tous les foyers et tout ce qui coule. Heureusement que toute cette pathologie a presque disparu en France! C'est une cause majeure de handicaps.

Beaucoup de patients ont des tumeurs osseuses primitives, jamais traitées : ostéosarcomes, chondro- et fibrosarcomes, ainsi que des fibrosarcomes des parties molles, qu'on vient me montrer à des stades "historiques", énormes tumeurs qui boursouflent les parties molles. Je fais analyser les biopsies au bazar, par un Anatomo-Pathologiste compétent. Je ne sais si j'ai un recrutement préférentiel ou si les agents cancérigènes ont été largement employés pendant la guerre! L'UNHCR (United Nations High Committee for Refugees, le haut comité aux réfugiés des nations unies) finance la chimiothérapie de mes patients, qui est mise en œuvre par un spécialiste pakistanais. Un grand Tadjik de 40 ans viendra me demander une amputation pour une énorme tumeur à cellules géantes, qui a détruit son genou et érode la peau, ave laquelle il a vécu depuis fort longtemps sachant très bien ou suspectant ce qu'il en était. Un jeune moudjaheedeen aura une désarticulation d'épaule pour un chondrosarcome de l'humérus. Nous partageons les mêmes bâtiments que "Sandy Gall Afghanistan", organisation britannique remarquablement outillée qui forme des réadaptateurs, et équipe mes patients en prothèses de membres sur mesure. J'ai donc sous la main des kinésithérapeutes de qualité, ceux ci m'adressent de nombreux cas: une part assez importante et ingrate de mon activité consiste à reprendre ou recouper des moignons d'amputation. Les mines font des ravages, et la situation sanitaire est telle qu'on ampute en Afghanistan à tout propos...on parle de dix pour cent de la population...Beaucoup de ces moignons sont défectueux, et le bénéfice fonctionnel de la recoupe, de la cure des névromes, me vaudra les remerciements les plus touchants de la part d'amputés de vingt ans.

Si la traumatologie "fraîche" est assez rare, on m'apporte de temps en temps des fracturés qui ont fait le voyage de Kaboul; la fracture ouverte arrive au trentième jour, après constitution des abcès. Heureusement, si le matériel d'ostéosynthèse est rare et d'occasion, ou de deuxième ou troisième main, je suis bien pourvu en fixateur externe des armées, facile à poser et à reprendre, qui me permet de me sortir de presque toutes les situations. Je vois beaucoup de séquelles: traumatologie, plaies par armes à feu, avec des paralysies sciatiques, des destructions articulaires qui obligent à la fusion articulaire qu'on nomme arthrodèse, consolidations vicieuses de toutes sortes et dans toutes les positions imaginables et je m'autorise à poser quelques plaques - sans "pépin" infectieux. Enfin, des pseudarthroses, absence de consolidation, souvent infectées...

Lorsque nous avons besoin de prévoir des transfusions, il faut adresser la famille du patient à la Croix-Rouge, qui fait office de banque de sang; le don par les familles est source de palabres interminables...

La tuberculose est un fléau dans les camps, le Bacille de Koch largement répandu résiste aux antibiotiques utilisés à tort et à travers dans toutes les situations au cours de 20 ans de guerre. Les infections articulaires tuberculeuses, les infections vertébrales destructrices qu'on nomme « mal de Pott », sont fréquents, avec des déformations importantes en cyphose, patients courbés en avant bossus avec des fistules inguinales qui suintent le pus et sont les écrouelles originales telles que traitées disait on avec succès par les Rois de France! Des médecins italiens les traitent et leur donnent leurs médicaments. Je nettoie les articulations au bloc opératoire et fais les plâtres, je prescris les corsets pour l'appareilleur; le diagnostic est histologique, sous microscope, la bactériologie est médiocre car les cultures souvent ne poussent pas. Les séquelles de poliomyélite sont particulièrement fréquentes, Joch fait chaque semaine ostéotomies et transferts de tendons chez des enfants, et des adultes. Il travaille pour une organisation internationale et accueille des équipes de chirurgiens plasticiens qui viennent opérer au Pakistan pendant 15 jours; le jour de mon arrivée, c'est une équipe Bordelaise qui est au travail dans le bloc opératoire! Presque chaque mois, je verrai une équipe différente, venue d'Allemagne ou de Hollande, débarquer dans "mon" bloc pour une huitaine de jours, pour opérer: mains, reconstructions, et quelques lambeaux libres; car, dans cet hôpital du bout du monde, nous disposons d'un excellent microscope opératoire! Je leur réserve quelques patients et nous ne manquons pas de travail. Nos pseudarthroses infectées ont droit à un traitement moderne: fixation, détersion, couverture, greffe...

Nous recevons quand même quelques urgences: ce sont les brûlés. Les enfants tombent dans le four à pain traditionnel, construit au ras du sol. Les brulures sont fréquentes et laissent de nombreuses séquelles.

La semaine de travail s'écoule au rythme d'une matinée de consultation pour deux journées opératoires, sauf urgence. Je consulte le samedi et le mardi, et pendant ce temps on récure le bloc de fond en comble, on lave, on stérilise. J'opère dimanche, lundi, mercredi et jeudi. Le vendredi (Djoma) est le seul jour de repos, universellement respecté. Les expatriés (deux infirmières françaises et moi-même) arrivent le matin à huit heures tapantes dans un vieux Toyota pick up. Nous habitons à trois kilomètres. D'ordinaire, l'équipe au grand complet nous attend dans la salle de soins: Moubin, un grand gaillard au yeux bleus, polyglotte, chef incontesté des infirmiers; NoorAgha, traducteur, aide opératoire, conseiller, public relations; anesthésistes, dont le Pr Reza, formé à Lyon, récemment émigré de Kaboul où il a tout perdu; infirmiers; infirmiers du bloc opératoire; étudiants; traducteurs; kinésithérapeute... nous donnons une vingtaine de poignées de mains: "Salam Aleikum, comment vas-tu, comment va ta santé, est-ce que tu te portes bien, moi ça va bien, merci...". cela s'appelle: "faire les salamalecs"! Puis nous passons la visite des malades, en commençant du côté "propre". J'ai mis toute mon énergie à séparer le "ward", le service, en trois unités distinctes dont la dernière accueille les patients qui suppurent largement, surtout des ostéomyélites; l'unité de mesure est le haricot de pus, que nous appelons "Laurent's unit", du nom de mon prédécesseur ... ("how many Laurent's units for this patient today?" - "Only three")

Je passe une visite "professorale" à la tête de la troupe, en Anglais et en Français, avec traduction simultanée en Persan et Pashtoun jusqu'au fond de la chambre et jusqu'à la famille qui attend dehors. On déballe les pansements, on voit tous les patients, et ceux qui doivent être opérés. Ceux-ci ont pris la veille une douche obligatoire, on leur a donné un rasoir et un infirmier contrôle le rasage. A peu près 60% des patients seulement viennent se faire opérer, quoi qu'on fasse, surtout le mercredi, jour considéré comme néfaste à toute action. La plupart du temps, ils ont consulté le mollah pour savoir si les présages sont favorables. Quelquefois, celui-ci leur a conseillé une autre date opératoire, et on les voit revenir un autre jour...Pour pallier ces défections, on remplit le tableau opératoire à 150% de sa capacité, et on opère ceux qui sont présents. Mon tableau opératoire est toujours plein, il y a trois semaines d'attente - sauf urgence particulière, bien sûr.

La visite terminée, je me rends au bloc entre 8h30 et 9h00, où le premier malade souvent dort déjà. On fait trois ou quatre interventions en moyenne, dont l'ordre est inscrit en "sabir" à l'entrée, ce qui donne ceci:

"Wednesday 24 Feb. 1) Right leg external fixator + bone graft (fixateur externe de la jambe droite et greffe osseuse) 2) Left stump osteoma (reprise de moignon, ostéome) 3)Right ankle osteoarthritis (osteoarthrite primitive) 4) Fémur osteomyelitis 4) Cervical biopsy. TB (=tuberculose)"

"Thursday 25 Feb. 1) Right ankle arthrodesis 2)Left stump + Gritti (recoupe + résection des condyles + plastie avec la rotule; le Gritti est plébiscité par les appareilleurs) 3)Skin graft   4)Iliac bone abscess"

Comment s'y prend-on lorsqu'on prévoit une ostéosynthèse? On m'amène un jour une femme âgée: à peu près 60 ans. Personne ne compte les années, et bien peu savent leur âge exact. Elle est tombée l'an dernier, a dû rester au lit un certain temps, et depuis ne peut marcher convenablement. Elle vient portée par ses deux fils, deux grands gaillards à la longue barbe noire, et présente une déformation de la cuisse en rotation interne d'à peu près 70°, flessum, baïonnette et raccourcissement de 4 cm; ils sont venus de loin, et la famille tient beaucoup à la voir remarcher. Je décide donc de traiter ce cal vicieux et de lui mettre une plaque.

Pour commencer, j'envoie toute la famille à la Croix Rouge, donner du sang et me rapporter les culots globulaires.

La veille de l'intervention, je suis allé fouiller dans le bric-à-brac qui me sert de réserve, pour dénicher la grosse plaque et toutes les vis adaptées de longueur compatible, que je fais stériliser. On peut acheter plaques et vis au bazar...mais la famille n'en a pas les moyens, et je dispose de matériel d'occasion en bon état. Je fais aussi restériliser les boites d'instruments en y ajoutant tout ce dont je peux avoir besoin (j'ai par chance une réserve assez conséquente).

La patiente est endormie, intubée, et ventilée, à la main. Il n'y a ni scope, ni respirateur, et l'assistance se relaie au ballon sous la surveillance de l'anesthésiste (par contre, nous avons un excellent saturomètre). L'installation est en décubitus latéral, calée par des oreillers et des bandes adhésives. Je n'ai bien sûr pas de table de traction orthopédique, et on a prévenu la famille que le raccourcissement persistera. Je ferai plus tard fabriquer des appuis pour ma table opératoire par un artisan du bazar. La diaphyse exposée, c'est au ciseau frappé que se fait le démontage du cal. Les Afghans, même âgés, ont des os solides! Le grand trochanter aligné sur les condyles, la plaque fixée par d'énormes daviers, et après vérification des rotations, on sort le moteur. C'est un modèle électrique antédiluvien, qui pèse plusieurs kilos et a la forme d'un aspirateur. Les mèches proviennent du bazar. La prise des vis est solide et rassurante. A ce moment survient la coupure d'électricité, il y en a plusieurs chaque jour, et un infirmier sort pour aller mettre le groupe électrogène en marche. On continue à la lampe électrique quelques instants. On ferme sur de gros drains de Redon et, pour économiser les sutures - il y a des problèmes d'approvisionnement - on ferme la peau à l'aiguille montée et au fil de pêche.

La patiente a eu un excellent résultat...

A ses débuts, la nouvelle infirmière venue de France se sent un peu "court-circuitée"; j'ai pris l'habitude de m'adresser au "circulating nurse", l'infirmier circulant du bloc opéraotire, en Persan: "yag Vicryl dou sefer bèté!"(donne un vicryl 2.0); "tsheragh khub n'es, porsan ko!"(la lumière n'est pas bien, remets la), ce qui les fait beaucoup rire, car la langue est pleine de subtilités, et le mélange est détonnant. Par exemple, "lame bèté" veut dire pour moi : donne une lame (en caoutchouc), mais c'est une insanité, qui veut dire littéralement « couche toi sur le côté »…. ce qu'ils apprécient beaucoup et cela fait beaucoup rire.

Le manipulateur radio s'appelle Rabani. Il porte le nom du président de la très théorique République d'Afghanistan. Il a été formé par des Français, il y a longtemps. Il a un visage de sage, porte une barbe blanche, et est très respecté (contrairement à son homonyme). Il forme, à son tour, des manipulateurs destinés à retourner au pays. Comme la table de radio est tombée en panne, et que la pièce est introuvable, il travaille avec un appareil mobile de fabrication chinoise, de puissance nettement insuffisante, pour peu que le patient soit corpulent. Il en tire des clichés dont la qualité me laisse rêveur, surtout si on compare aux contre-performances des CHU parisiens... Il sait aussi faire les UIV (Urographie Intra Veineuse) et les fistulographies, opacification des trajets de fistule our savoir d'où vient le pus, et peut à peu près tout faire, pourvu qu'on lui explique ce qu'on attend (traducteur obligatoire). Alors, il réfléchit quelques minutes, pose une question, se gratte la tête, prend une visée savamment pifométrique, bricole la machine, grommelle une formule magique ou invoque le Créateur, puis fabrique un cliché irréprochable.

Ma consultation est un modèle de folklore. Il peut y avoir pugilat devant la porte, malgré le service d'ordre. Heureusement, un poste de sécurité à l'entrée de l'hôpital confisque les armes. Les impotents me sont amenés en brouette, ou à dos d'homme. Les femmes passent en premier. Elles sont toujours voilées, et si le mari est présent, il peut être impossible de voir leur visage. Sous le voile, on découvre bijoux et robes chamarrées des nomades, et quelquefois un tailleur à l'occidentale. Auparavant, les réfugiés venaient des campagnes, là où sévissait la guerre civile. Ceux ci commencent à rentrer chez eux, et l'on voit affluer de nouveaux réfugiés de Kaboul, fuyant les bombes et les pénuries, occidentalisés et obligés de porter le voile pour les femmes, le costume traditionnel pour les hommes, qu'ils n'avaient jamais connus. Je vois en consultation de fiers Pashtouns enturbannés, à la longue barbe noire, au nez aquilin, qui semblent sortis tout droit des "Cavaliers" de Kessel, des commerçants Tadjiks un peu plus occidentalisés, des Hazara au yeux bridés, descendants dit-on des légions de Gengis Khan ; des Nouristanis, étranges gaillards aux cheveux blonds ou roux et aux yeux clairs, issus du Nouristan « pays de la lumière », et qu'on dit descendants des troupes d'Alexandre « Sikandar » Le Grand. Tous les malades sont bardés d'amulettes. La consultation se fait en Persan, en Pashtoun, en Anglais et en Français; j'ai donc un traducteur polyglotte (qui parle aussi l'Arabe, l'Urdu, le Pendjabi, et peut être le Russe, mais il ne veut pas qu'on le dise de peur d'avoir des ennuis). Les premiers mots de Persan sont faciles à acquérir. Une question qui revient sans cesse est:

"Doctor Saheb, Monsieur le Docteur, après l'opération, est-ce que ça ira mieux, est-ce que je pourrai remarcher, etc....". Il ne sert alors à rien de se perdre en explications complexes: la réponse qui satisfait le mieux le malade est: "Inch'Allah, si Dieu le veut". Alors il repart content et prêt à coopérer. Lorsque l'on a invoqué la volonté divine, l'intervention ne peut que réussir; et le chirurgien ne peut que faire de son mieux. Si les choses doivent se dérouler autrement, c'est que Dieu en aura décidé ainsi. Au Moyen Age, Ambroise Paré appelé à soigner le Roi de France disait : "Je le pansai, Dieu le guérit".

C'est que, comme me le dit un lettré, "nous vivons en plein Moyen Age"! Les salutations, les formules de politesse, échangées quotidiennement, sont: "Que la paix soit avec toi", "Que ta maison soit prospère", "Que tu aies une longue vie, de nombreux enfants, etc.". Les fiers moudjaheedeen en turban qui sillonnent les routes en Toyota 4X4, armés de kalashnikofs, sont au service de Dieu et d'un commandant, Chef incontesté, lui même affilié à un parti dans une relation quasi-féodale. La guerre contre les russes était une croisade, le Djihad. Elle a consacré la victoire des vrais croyants sur les mécréants infidèles.

Mon meilleur aide opératoire est un ancien moudjaheedeen qui apprend la chirurgie. Il opère dans son village, les hernies et les appendicites (là-bas, il n'y a plus de chirurgien depuis longtemps). Il a une extraordinaire dextérité manuelle. Quand la famille du malade n'est pas contente, ils viennent le voir avec un fusil mitrailleur. Alors, pour éviter les problèmes, il leur fait signer un papier, avant l'intervention, dégageant sa responsabilité! Il est très fier d'avoir un fils vivant et me raconte absolument sans aucune émotion apparente: "Mon premier fils est mort de la rougeole; le second est tombé dans un trou quand nous fuyions Jalalhabad à travers la montagne. Dieu l'a rappelé à Lui. C'est dommage, je l'aimais bien. Mon dernier fils est très beau et très intelligent".

Nos collaborateurs Afghans sont intelligents et travailleurs. Le travail est dans l'ensemble bien fait. L'hôpital est nettoyé chaque jour, au jet. Le bloc opératoire tourne comme une montre suisse, avec deux infirmiers formés sur le tas. Ils sont aussi fiers, irascibles (l'insulte gratuite finit au couteau, et alimente les vendettas) et exigeants: on attend du chef qu'il prenne des décisions, et qu'il s'y tienne. Il a le droit de se tromper, et doit en assumer les conséquences. Alors, toute l'équipe le suivra, sans discuter. Ils respectent le médecin venu d'Europe, même s'il n'est qu'un kafir, un infidèle. Nous sommes donc à égalité. L'islam est présent à chaque pas. Les meilleurs collaborateurs demandent: "Docteur, est-ce que tu crois en Dieu". "Si tu ne crois pas fermement en Dieu," m'avait-on dit avant mon départ, "c'est que tu es athée; si tu es athée, c'est que tu es communiste. La guerre a consacré aux yeux de tous, la victoire de l'islam sur les communistes. Si tu es croyant, on te pardonnera d'adorer Dieu d'une mauvaise manière, comme infidèle, ce d'autant que tu viens de loin pour venir en aide aux vrais croyants"

La guerre entre factions rivales, menées par les commandants, continue pour la possession de Kaboul, et le Pouvoir. On ne sait comment peuvent survivre les habitants, sans feu, sans eau, sans électricité, sous les tirs de roquettes; de l'avis général, si ces factions se disent toutes plus religieuses les unes que les autres, elles recouvrent en fait des divisions ethniques profondes, que la poigne des anciens rois d'Afghanistan avait forcées à vivre ensemble, sous l'autorité des Pashtouns, ethnie dominante. Les exactions ne seraient le fait que de fanatiques qui auraient oublié les préceptes de l'islam... Mais loin de Kaboul, les régions se réorganisent, se reconstruisent. Il y a vraiment beaucoup à faire! Un hôpital en Afghanistan est une chose indescriptible! Les organisations humanitaires sont très engagées à quitter la frontière et à déplacer leurs activités "à l'intérieur", comme on dit. En particulier, des hôpitaux ont été crées, avec des résultats prometteurs. Avant la guerre, les élites ont été au Lycée Français de Kaboul, et beaucoup de médecins ont été formés en France; ceux que j'ai rencontré en sont très fiers (La France représente encore quelque chose en Afghanistan!). Avec un tel peuple, acharné à se battre comme à reconstruire, une coopération telle qu'on la fait en Afrique obtiendrait sans doute des résultats sans aucun rapport! Le contact quotidien donne une irrépressible envie de faire quelque chose pour ce pays et pour ces gens. Faire de la coopération technique et humanitaire, introduire une parcelle d'esprit scientifique ... J'en viens à comprendre certaines figures de la vie locale, certains médecins installés à la frontière depuis 10 ou 15 ans, parlant le Persan couramment, responsables d'organisations qui emploient quelquefois plusieurs milliers de personnes dans des programmes de développement, et nécessairement rompus aux finasseries et aux petites compromissions d'une politique locale byzantine. Ou ce chirurgien Allemand, que j'ai pris pour un Afghan lorsque je l'ai rencontré, qui connaît le pays - et ses usages - comme sa poche et qui pendant le Ramadan, fustige la paresse de l'équipe épuisée par le manque de sommeil: " Le Prophète a crée le jeûne pour que tous connaissent la faim, et non pour que chacun d'entre vous se vautre dans des agapes nocturnes et ne soit plus bons à rien au matin"!

Le jour de mon départ, je me dis que faire quelque chose pour eux, c'est peut être aussi faire quelque chose pour nous...

"God bless you, and see you Inch'Allah in free Afghanistan"

Ça pourrait être pire à Cleveland...

-Est-ce la première fois que vous vous rendez aux Etats-Unis ?

- Oui, en effet ...

- Alors, c'est extraordinaire: vous allez voir plein de choses, nouvelles pour vous, découvrir un nouveau pays, une nouvelle culture, car les choses sont si différentes, de chaque côté de l'Atlantique, vous savez ... Et ... à quel endroit vous rendez-vous ?

- Dans l'Ohio, à Cleveland

- Mon Pauvre Ami !!!

- Quoi donc ?

- Mais, là-bas, Il n'y a absolument Rien à voir !!

Cette conversation a lieu sur un vol transatlantique; mon voisin sait de quoi il parle: Il est professeur de Français, en Virginie, et francophile assidu. Il me dresse en quelques mots un noir tableau de ce que sera ma vie pour quelques mois...

« Ah, oui; si vous vous intéressez à ces choses, ils viennent de créer là bas un « musée du Rock'n'roll »; mais je ne sais pas si ça en vaut la peine »

« If a bad thing happens, it could be worse in Cleveland ». Si une chose désagréable arrive, eh bien, cela pourrait être pire à Cleveland... Je suis prévenu depuis bien avant mon départ, et je m'attends pour mon séjour américain à des sommets dans le genre paysage industriel.

Elle a une bien vilaine réputation, la ville dans laquelle je débarque un soir de Mai 1996. Un taxi jaune monumental et crasseux me mène sur le « Highway » et, sur l'horizon, quatre ou cinq vrais gratte-ciels qui se détachent sur un ciel plombé ont les allures sordides et néo-gothiques de « Gotham-city », (la ville glauque de « Batman »). Tout ici paraît un peu sale, un peu bancal. Nous franchissons des ponts et des bretelles anarchiques en dépassant de grosses américaines ruinées par la rouille, au rythme des nids de poule du revêtement. Il fait froid, et la radio diffuse un rock acidulé. Puis, nous quittons l'autoroute pour un échangeur bordé d'arbres, et parvenons au campus universitaire: je découvre avec surprise un semis de bâtiments hétéroclites jetés au hasard dans un parc immense - une architecture monumentale et débridée: un immeuble néo-colonial, une maison victorienne, un faux château fort avec gargouilles, une tour de verre rose et bleu-layette, plusieurs maisons coquettes, une fausse cathédrale gothique, une demi-douzaine de musées... bienvenue à Case Western Reserve University.

Je passe ma première nuit dans un grand hôtel situé sur le campus, et je suis prêt à rencontrer Victor Goldberg, MD, qui m'accueille. On me livre aux secrétariats administratifs, afin de clarifier ma situation.

Pour avoir une existence ici, la première chose à faire est d'obtenir un Numéro de Sécurité Sociale. Celui-ci, comme son nom ne l'indique pas, n'a rien à voir avec la sécurité sociale: il s'agit d'un numéro d'identification personnel, omniprésent dans la vie de l'autochtone et de l'immigrant (temporaire) que je suis. Ouvrir un compte en banque, payer, être payé, signer un contrat de travail, immatriculer un véhicule, ouvrir une ligne téléphonique, obtenir divers laissez-passer... rien n'est possible sans le « Social Security Number » (L'idée même de la commission Informatique & Liberté à la française paraît ici incongrue). Ma première tâche est donc d'obtenir un « SSN », et plusieurs badges d'identité avec piste magnétique, qui me permettent de circuler librement dans cet univers. Je suis bêtement très fier d' obtenir le badge hospitalier plastifié qui me proclame : « Frederic P. Jacquot, MD, Orthopaedic Surgery », et qui m'ouvre toutes les portes, au propre comme au figuré. Toute personne travaillant dans l'enceinte de l'hôpital a le même badge magnético-photographique précisant sa fonction, du « MD » au « Floor Sweeper ». J'ai aussi une carte magnétique, qui précise mon statut de « special foreign visitor », et qui ouvre, après activation, les portes de l'animalerie et des locaux universitaires. Je me fais faire une « Driver's License », également plastifiée avec photo. J'ai aussi une carte de sécurité sociale, délivrée par le gouvernement, du type « bout de carton » qui se corne et qu'on perd, mais qui est un vrai document important. Je mets du temps à obtenir tout ceci, et je remplis une quantité de papiers. Nanti de toute cette panoplie, je suis prêt à affronter ma vie américaine.

Je travaille donc avec Victor M Goldberg, MD, professor, chairman, head of the Department of Orthopaedic Surgery, à Lakevood Hospital, Case Western Reserve University, Cleveland, Ohio. Victor est le plus ancien des chirurgiens orthopédistes de « Case ». Sa spécialité est: « Total Joint » (on ne fait pas de détail, aux USA). il travaille avec deux chirurgiens, ses collaborateurs principaux, plus un « fellow » et deux « residents ». Il me laisse très exactement le choix de mes activités sur le campus, en me proposant, d'une part, une formation au laboratoire, assortie d'un travail de recherche fondamentale, et d'autre part, l'accès au bloc opératoire et à sa consultation. Enfin, il me propose de réaliser un travail de recherche clinique dans le service. Tout cela fait beaucoup de choses... je décide de tout prendre et je tâcherai de mener toutes ces activités de front.

Le conglomérat un peu hétéroclite que l'on nomme « University Hospitals of Cleveland » est le principal hôpital d'application de l'école de médecine de « Case Western Reserve University ». Il occupe une place importante au sein du campus universitaire; c'est un ensemble de tours reliées par des halls et des tunnels entrelacés. Chaque bâtiment porte le nom du riche donateur qui a financé ou initié sa construction: Les halls sont couverts de plaques commémoratives. L'ensemble dégage une impression de luxe cossu et d'entretien impeccable, on croirait plutôt pénétrer dans un grand hôtel. Les entrées-sorties sont filtrées par un personnel vigilant (« may I help you, sir? »), et la nuit par des caméras vidéo et des serrures électriques.

University Hospitals est un « Health Care provider », un fournisseur de soins de santé, sur un marché où la concurrence fait rage, au point de développer son propre système d'assurance pour se défendre contre les HMO's. Les Health Management Organisations, fournissent de l'assurance de santé aux salariés (par l'intermédiaire de leur employeur), en cassant les prix.

Le concurrent le plus sérieux de « UHC » est la « Cleveland Clinic Foundation », qui est à deux milles à l'ouest. La « Cleveland Clinic » fut, comme « UHC », une organisation charitable financée par des dons. C'est un gros complexe hospitalier. Le département de chirurgie cardiaque est extrèmement prestigieux. L'ambiance n'est pas à la rigolade à « Case », car la Cleveland Clinic vient tout juste de prendre un avantage significatif, en rachetant un complexe hospitalier de moindre importance au nez et à la barbe de son concurrent. Lorsque l'on arrive à Cleveland par l'autoroute, on ne peut manquer les panneaux publicitaires vantant les mérites de chacun. Sur les ondes locales, les campagnes publicitaires de « CCF » alternent avec ceux de « UHC »: Une vieille dame émerveillée récite: « Je me suis inscrite dans le nouveau système de santé de University Hospital of Cleveland, et je suis très contente, et je n'ai même pas eu besoin de changer de docteur, car mon docteur avait déjà un contrat avec University Hospital of Cleveland. University Hospital of Cleveland, Top Quality Health Care »

A part ces deux pôles concurrents, il y a à Cleveland une foule d'autre hôpitaux indépendants, ou qui travaillent avec l'un ou l'autre, sous contrat avec diverses assurances et HMO's.

Le département de chirurgie orthopédique le plus renommé est celui de « Case ». Outre les « Joint surgeons », il comprend plusieurs pôles d'activité, autour d'une ou deux personnalités: Le département de « Spine Surgery » est le plus connu, puis viennent « Pediatrics », « Hand » et « Sport Medicine ». Chacun secteur d'activité est bien délimité. Le département de « sport Medicine » traite essentiellement les genoux non prothétiques (i.e. ligamentaires ou modérément arthrosiques) et les épaules (il fait même les prothèses d'épaule !). Le département de « Trauma » est dans un hôpital associé. Si Victor Goldberg est le « Chairman », le Chef de service de l'ensemble, il se limite strictement à sa spécialité. Les patients vont de l'un à l'autre. En général, les genoux commencent en « Sport Medicine » et finissent en « Total Joint ». Chaque obédience a ses secteurs d'hospitalisation, et son organisation propre: réunions de service, vacations opératoires, etc. Les Résidents, eux, assurent une formation correcte en « General Orthopaedics », en changeant d'équipe tous les deux mois. Les diverses équipes se rencontrent fort peu. Cette hyperspécialisation a des conséquences bizarres: une charmante vieille dame adressée par son médecin pour une arthroplastie de hanche avec des douleurs, et une radiographie de hanche presque normale, a un magnifique spondylolisthésis sus-jacent. Elle aura d'abord une IRM de la hanche pour vérifier que celle-ci est effectivement normale, avant qu'on l'adresse à un « Spine surgeon » qui fera faire les examens du rachis.

Ma première semaine se passe positivement à l'hôpital: c'est que, confiant dans mes contacts téléphoniques depuis Paris (« on règlera tout quand vous serez arrivé »), je m'y retrouve logé, dans une chambre avec barreaux aux fenêtres. Je mets quelques temps avant d'obtenir une chambre de 8 mètres carrés à la cité universitaire, dans une ambiance qui me rappelle des souvenirs d'étudiant !

Je m'aperçois vite que, sans véhicule, la vie est tout simplement impossible: les distances sont gigantesques, et rien n'est fait pour le piéton: il n'y a pas « d'épicerie du coin ». On va au cinéma à côté de chez soi, à 10 miles (16 km !). Je déniche rapidement une antique Audi. J'ai l'impression de conduire un char d'assaut, mais tous s'accordent à lui trouver une taille normale, « just a regular car». Ma voiture est un sujet de plaisanteries inépuisable. J'ai acheté ce qu'il est convenu d'appeler un « lemon », une voiture qui tombe toujours en panne, qu'on préfère voir chez son voisin. Il y a une culture du « lemon », aux USA. La qualité des véhicules n'est pas au rendez-vous, et l'entretien est rarement fait correctement. Quelquefois, la mécanique prend feu sur la chaussée, on appelle les pompiers et on dégage la circulation. « N'achetez surtout pas américain, me dit-on, achetez japonais ».

Le marché du logement à Cleveland se révèle beaucoup moins compliant à l'étranger de passage que prévu. Finalement, on me fait visiter une « chambre » au 3° étage d'une maison. Il s'agit d'un format américain: 3 pièces de 75 mètres carrés sous les toits tout équipé, dans lequel j'emménage dare-dare. L'ensemble du laboratoire se débrouille pour me trouver des meubles pas trop décatis, et me voilà installé presque dans le luxe ! Mes logeurs deviendront vite d'excellents amis. L'un est étudiant en médecine, très fier d'avoir commencé « Medical School »; son frère est résident en « General surgery », chirurgie viscérale, à « Case ». La maison est derrière l'hôpital, au bord de « Little Italy », l'un des rares quartiers de cette tentaculaire agglomération à bénéficier d'un cachet européen, dont les petits restaurants attirent le soir la société de Cleveland. Je suis l'un des privilégiés qui vont travailler à pied. Je croise le matin en allant à l'hôpital quelques infirmiers qui viennent de chez eux en tenue de bloc, pyjama bleu et calot sur la tête, sans que cela choque personne.

Au début, j'ai des difficultés avec la langue: la conversation interpersonnelle ne pose pas de vrai problème, mais dès qu'il y a plus de deux personnes, ça se complique. J'apprends assez vite qu'on peut mener une conversation entière sans rien dire, à condition d'y mêler assez d'expressions communes ... « you know, I mean, basically, I mean... », « come on, guys ». La grammaire n'est pas un problème important, chacun en fait ce qu'il veut, et abime la langue de Shakespeare à son goût. Plus tard, on me donne l'explication de mes difficultés initiales: « vous êtes venu en parlant déjà anglais; personne n'a fait d'efforts, en partant du principe que vous étiez capable de tout comprendre». Il est vrai que peu sont capables de parler une langue étrangère, l'idée même de ne pas comprendre la conversation américaine courante, paraît incongrue. Parler Français passe pour un luxe extraordinaire. Dans un pays où chacun cultive son accent, le mien a beaucoup de succès.

Je crois être le seul Français égaré à Cleveland, jusqu'à ce que je rencontre quelques compatriotes, des chercheurs qui n'envisagent pas de prolonger inutilement leur séjour dans l'Ohio. Non pas que l'endroit soit vraiment désagréable. C'est le climat qui rebute les meilleures volontés (« il y a quatre saisons à Cleveland: « Early winter », « winter », « late winter », and « prepare for winter »...). Surtout, nous sommes ici immergés en pleine amérique profonde.

Cleveland a vraiment été une métropole industrielle, il suffit de voir au musée quelques photographies et peintures de style « néo-réalisme industriel » pour s'en convaincre. La ville a beaucoup changé, c'est une mosaïque de quartiers résidentiels coquets, où le même type de petite maison cossue se répète à l'infini, de quartiers populaires, faits sur le même modèle, il y des quartiers blancs et des quartiers noirs, où on ne s'aventure pas après 18 heures, de peur de se faire piquer sa voiture. L'ensemble, le « greater Cleveland », s'étend sur environ 150 km. La ville originelle, « Downtown », presque vide d'habitants, est restée un pôle commercial actif sur les bords du lac Erie. Les zones industrielles ont été reconverties en lieux de loisirs: on va le soir sur les « flats », l'ancien port, pour dîner, danser, et s'encanailler un peu. Ce n'est pas le désert culturel qu'on m'avait décrit: le « Cleveland Philarmonic Orchestra » est l'un des plus réputés des Etats-Unis (Pierre Boulez en a été le directeur pendant plusieurs années). L'université est parmi les plus riches des USA, elle possède plusieurs musées sur le campus, avec des pièces maîtresses: le Penseur de Rodin est à Cleveland, Lucy, le chaînon manquant du Dr Leakey, appartient au musée d'histoire naturelle, et les collections de peinture française du début du siècle sont remarquables. Surtout, j'ai l'impression de me trouver dans la ville au coeur de l'inconscient collectif des Etats-Unis, dont personne ne parle, et ceci me rappelle un peu ma Lorraine natale. Rockfeller a construit là sa première raffinerie de pétrole, et y a créé la Standard Oil Company (mais il fera le Rockfeller Center à New York...). Henry Ford a fait ici sa première usine hors de Detroit. C'est un disc-jockey de Cleveland qui a inventé le mot « Rock'n Roll » dans les années cinquante. Paul Newman est né à Cleveland, et Superman aussi, du crayon de deux dessinateurs locaux. Tracy Chapman est née ici aussi, mais a fait ses études à l'université en Virginie, je crois. En fait, à séjourner dans l'Ohio, j'ai l'impression de visiter l'arrière-boutique d'une amérique profonde dont New-York serait la vitrine atlantique.

On m'introduit au laboratoire de biologie cellulaire dirigé par Arnold Kaplan. Celui-ci me donne un cours de base sur la « cellule souche mésenchymateuse », objet de son attention depuis de nombreuses années. J'apprends l'essentiel du « behavior » de la cellule totipotente, à l'origine de toute cellule du tissu mésenchymateux, ostéoblaste et chondrocyte compris. L'existence véritable d'une telle cellule, à l'origine des processus de réparation du tissus conjonctif n'est que fortement suspectée (personne n'en a jamais identifié de façon formelle sous un microscope). Leur nombre diminue avec l'âge;... « And when you don't have anymore mesenchymal stem cells (quand vous n'avez plus de cellules souches mésenchymateuses)... you die! (alors, vous mourez !) », me dit-il en me fixant dans le blanc des yeux. J'extrairai donc de la moelle osseuse et cultiverai ces fameuses cellules, comme la plupart des habitants du laboratoire. Je rencontre l'ensemble de la faune du labo: Quelques américains, quelques japonais, quelques coréens, un britannique, un espagnol; PhD (docteurs ès Sciences), médecins, vétérinaire, et même un dentiste, qui connaît le mieux les caprices de nos chères cellules, et conseille le biologiste en herbe.

Par ailleurs, Victor me confie aux bons soins de son « fellow ». Muni de l'indispensable badge plastifié, je m'introduis au bloc opératoire. Mazette! Ce bloc commun tout neuf compte au total 22 salles! On y mêle sans discernement toutes les procédures chirurgicales, de l'ophtalmologie à la chirurgie orthopédique, plastique, urologie, etc. Les « joint surgeons » ont 2 salles à eux, mais si ils n'ont pas de programme opératoire, on peut très bien loger là d'autres interventions (propres ou non...) sans que personne y trouve à redire. L'ensemble est géré par un grand bureau vitré comptant plusieurs responsables armés d'ordinateurs, « tour de contrôle » d'où sort en définitive le tableau opératoire de la journée.

L'activité au bloc commence le matin vers 8 heures et demie; le temps d'endormir et d'installer le premier patient, on tâche de commencer l'intervention avant 9 heures. Les patients ne sont jamais hospitalisés la veille, cela paraîtrait incongru, une perte de temps et d'argent. Ils arrivent de chez eux à jeun, ont pris leur douche selon les recommandations de l'infirmière, sont installés et perfusés dans une grande salle de préanesthésie (comme on ne sait pas faire petit, elle a le format d'un hall de gare) et sont visités par le résident. Celui-ci recueille le consentement - et la signature!- du patient, avant toute anesthésie. Les prothèses sont installées par le « fellow », qui aide le « résident » à faire la voie d'abord; puis quand la hanche ou le genou sont exposés, Victor descend au bloc pour mettre la prothèse. Comme il est assez énergique et toujours pressé, ça ne traîne pas; on ne sait d'ailleurs pas très bien qui au juste pose la prothèse, car tout le monde patouille en même temps (même moi qui ai tendance à mettre beaucoup les doigts, je suis un tout petit peu choqué). « No Touch » ne veut pas dire grand-chose de ce côté-ci de l'Atlantique. Victor presse son équipe. Selon ses propres mots, il ne crie jamais au bloc opératoire: il pratique ce qu'il appelle « parler de façon intelligible »(« to speak loudly »). Et il parle très souvent comme ça. Il faut dire que, pour faire une arthroplastie, toute l'équipe se déguise en cosmonaute: double combinaison, bottes et casque transparent ventilé, et le flux laminaire est assez bruyant. L'intervention se passe dans la fureur et les rugissements (« go, go ,go ... »). Comme cela va assez vite, les panseurs aiment bien travailler avec lui. Pour poser une prothèse, on utilise à peu près une quantité de champs double de ce que l'on est habitué à utiliser en France, car tout est doublé ou triplé. Lorsque la prothèse est en place, Victor laisse l'équipe fermer, et va rendre compte en pyjama de bloc à la famille du patient, qui attend dehors, dans une salle d'attente spéciale, avec café et Coca cola. Victor a deux jours opératoires par semaine, il fait à chaque fois 3 prothèses de genou, 4 si ce sont des genoux bilatéraux. Compte tenu de l'organisation assez lourde, il y a à peu près 3/4 d'heure à une heure d'attente entre chaque patient. C'est la faute des anesthésistes, m'explique l'un des « fellows »: on a formé trop d'anesthésistes pendant plusieurs années, ils gagnent moins d'argent que les chirurgiens et ne sont pas motivés (sic). La journée opératoire peut durer assez longtemps. En fin de journée, on passe dans le « ward », le secteur d'hospitalisation, voir les patients opérés. La durée de séjour est de 4 jours en moyenne pour une prothèse de genou, moins si possible pour une hanche. Après, les patients sont transférés dans un centre de rééducation où ils passent en moyenne quinze jours, avant leur retour à domicile. C'est un problème pour le service: certains centres ne jouent pas le jeu, et les patients ne sont pas toujours revus ... Je ne m'habille pas pour aider Victor, car au début cela semble l'inquiéter beaucoup d'avoir comme aide un étranger non accrédité. Et puis, il a une activité très homogène essentiellement de prothèse de genou de première intention, avec peu de reprises.

Je suis introduit par les « joint surgeons », mais je deviens un peu infidèle et cours dans les autres salles me tenir au courant de ce qui se fait. Le jour de mon arrivée au bloc opératoire, Henry H. Bohlman, « senior spine surgeon », le plus ancien, je crois, des chirurgiens du rachis du nord des Etats Unis, est sur la table: il fait opérer son canal lombaire étroit par le plus jeune de ses collaborateurs.... Je le rencontrerai vraiment trois semaines plus tard, lorsqu'il recommence à opérer: Je m'introduis dans la salle, et me présente comme un Français de passage. Henry Bohlman me dit alors, avec une larme dans la voix : « Ah, vous êtes Français.... Raymond était un très grand Ami... ». Il parle de Raymond Roy-Camille, le mentor de toute une génération de chirurgiens du rachis. J'ai gagné le droit de venir assister à toutes ses interventions.

Je suis présent très souvent chez les « spine surgeons ». L'ambiance y est assez différente: Là, pas de tenue de cosmonaute, mais lampe frontale et lunettes grossissantes de rigueur. Les « spine » arrivent tous au bloc le matin avec leur petite collection de disques compacts, et on commence par mettre de la musique (il y a un lecteur CD dans chaque salle opératoire, avec des enceintes hi-fi...). Henry Bohlman vient avec sa petite mallette, cinquante CD, et son gros appareil photo. On écoute Chopin ou Mozart, et on se met tranquillement au travail (pour les autres « spine », l'ambiance est plutôt Rock'n Roll). Henry a toujours une bonne histoire à raconter en se lavant les mains, il raconte le cas clinique de son patient, avec détails pittoresques. Il laisse le « fellow » et le « resident » partir en avant: souvent, il se met en retrait, les laisse se débrouiller en bricolant les instruments, jusqu'à ce que l'abord soit complété; puis il vient aider et ne prend vraiment les instruments que quand ça devient difficile. Lorsque le travail avance bien, on s'interrompt quelques minutes, et on fait le tour des aides pour leur permettre de jeter un coup d'oeil et de toucher à la spatule, avec explications du processus. Tout le monde y passe à tour de rôle, le français de passage, le résident, le 3° aide japonais, le 4° aide coréen, font un ballet autour du champ opératoire. Quand tous ont bien vu, on rend les instruments au « fellow », et on continue. Dans ces conditions, les interventions ont une durée variable, mais personne ne semble vraiment pressé!

On me propose de m'habiller pour aider, « sinon, sur ce malade, vous ne verrez pas bien »; ça ne pose pas de problème: ils ont l'habitude d'avoir des visiteurs étrangers, à peine anglophones. Je m'habille donc sur les rachis, sauf les rachis cervicaux « ordinaires », car l'installation - en traction avec un étrier de Gardner, les anesthésistes à la tête, le champ tombe à l'aplomb du cuir chevelu - fait qu'on voit bien mieux de ce côté qu'au coude à coude avec l'opérateur.. Je deviens copain avec les anesthésistes, et ils me gardent une petite place.

L'enregistrement des potentiels évoqués est systématique, quelle que soit la procédure. Henry fait 50% de rachis cervical, 20% thoracique et 30% lombaire; les autres, 30% de rachis cervical, ce qui est déjà beaucoup; ils ont l'air de trouver cela normal. le département draine beaucoup de rachis dégénératifs et de hernies cervicales étagées dures ou molles, l'intervention de base est la corporectomie par voie antérieure, à la fraise, sur 3 ou 4 niveaux, avec reconstruction par greffe péronière, sans ostéosynthèse.

Il n'y a pas beaucoup d'incidents. Le nouveau fellow, un géant à la gueule carrée auprès duquel Batman ferait pâle figure, est à la manœuvre, lorsqu'on entend soudain « Oh shit ! ». Henry reprend les instruments, le champ est inondé de sang rouge vif à gros bouillons, Il inspecte calmement les choses, tamponne, observe. « vois tu, Brian, Sandy Emery s'est fait l'artère vertébrale il y a six mois ici même. John Kostuik m'a dit qu'il s'était fait la vertébrale aussi. Je crois que Paul Mc Afee a du se faire la vertébrale aussi, et Thomas Zdeblik m'a dit à un congrès qu'il s'était fait la vertébrale une fois l'an dernier. Mais jamais je ne m'étais fait la vertébrale. Cela manquait à mon expérience vraiment ». Il le regarde. « thank you, Brian ». Brian est liquéfié. On demande si il y a un chirurgien vasculaire au bloc en ce moment, et on court chercher l'un des seniors qui officie dans une salle proche. Cela prend du temps, Henry tamponne la plaie et fait les hémostases. Le vasculaire entre, observe, on discute. « Henry, je pense que cette patiente a déjà 80 ans, ses artères sont fragiles, la revascularisation sera difficile, et précaire, et si ça se trouve le mal est déjà fait. Je ne crois pas que nous devrions revasculariser ». La discussion pèse les tenants et aboutissants, on décide qu'il n'est pas judicieux de suturer l'artère, le consultant vasculaire est remercié et sort avec politesse, Henry met prestement deux clips sur l'artère coupable, et l'intervention continue comme si de rien n'était. La patiente n'a eu aucune complication neurologique.

Je suis certes impressionné par l'extraordinaire habitude du rachis cervical dégénératif déployée dans le service. Je suis moins enthousiaste devant les rachis traumatiques, plutôt rares, et traités « à l'américaine ». L'ostéosynthèse cervicale par voie postérieure est inhabituelle et aventureuse.

Je participe en visiteur muet à la consultation de Victor, dans deux hôpitaux différents. Les locaux dégagent une impression de luxe. Tout le monde est tiré à quatre épingles, les rendez-vous sont soigneusement minutés.

« Vous ne savez pas comment sont les gens ici, me dit-il. Les gens font un procès pour n'importe quoi », me dit un jour Victor, avec anxiété. Il ressemble à Woody Allen quelquefois. J'ai l'autorisation de poser toutes les questions que je voudrai, hors la présence des malades. Les anciens opérés sont accueillis invariablement par un: « How' You Doin' ??!!! you look great !!! » (comment allez vous?, vous avez une mine superbe!), et la façon dont il rugit « Grreat » me fait irrésistiblement penser au tigre de « Kellog's » dans la publicité télévisée...

On voit une vingtaine de patients, anciens et nouveaux. La plupart sont de jeunes retraités américains, avec short, casquette et chewing-gum. Ils viennent « parce que mon genou me fait mal,.. mon docteur a dit que je devrais venir vous voir pour m'en faire mettre un nouveau (« to get a new one ») ». Les choses ne sont pas toujours aussi simples, et Victor fait quelques infiltrations. Avant de venir à la prothèse, le patient a très souvent eu une arthroscopie par un « sport surgeon » (ici, tout le monde fait ou a fait du sport, même à 60 ans), « but it did'nt help much » (ça n'a pas fait beaucoup d'effet), et on a pu constater que le cartilage était abîmé. L'heure est donc à la prothèse, et on explique au patient « les tenants et les aboutissants, les risques, bénéfices et alternatives à l'intervention ». Cette procédure est soigneusement consignée, et occupe dans les dossiers une place importante. On ajoute « j'ai expliqué à John (ou George, ou Trevor ..) les risques ... etc..., et il m'a semblé les comprendre ». A ce moment du rituel, le patient fouille ses poches, en sort la liste de questions que, explique-t-il en rougissant un peu, lui a faite sa fille (ou sa maman, ou son épouse...). Suivent toutes les questions relatives à l'hospitalisation, mais aussi à la métallurgie des implants et à la tribologie du polyéthylène. La dernière est habituellement: « puisque l'arthroscopie a montré que le cartilage de mon genou était usé, et que maintenant on fait des greffes de cartilage, est-ce que je ne devrais pas attendre que tout cela soit au point pour que vous m'en fassiez une ? ». Victor explique alors que, certes tout n'est pas encore au point, mais qu'il a bon espoir, et qu'on y arrivera, mais à son avis, pas avant 10 ans, peut être même 15 ans, mais comptez plutôt 10 ans. Alors qu'avec les prothèses, on a vraiment de l'expérience, et dans 10 ans, on aura sûrement trouvé encore mieux. Ceci rassure le patient, inquiet d'une prothèse obsolète dans 6 mois, comme un micro-ordinateur. L'évocation de la greffe de cartilage a sa saveur, car elle me rappelle le « research meeting » du jeudi matin: On y expose, dans le bureau de Victor, les résultats de la semaine au laboratoire, et on discute comment on pourrait faire enfin tenir ces « f... cells » dans les genoux de ces « f... rabbits ». Pour l'instant, les choses en sont là, malgré un travail acharné.

Lorsque l'on opère un patient aux USA, il est d'usage qu'on lui donne son numéro de téléphone personnel, et qu'on soit joignable en tout temps, y compris le week-end! Comme Victor a une grosse activité, et qu'il est très occupé (laboratoire, voyages à l'étranger), il est l'un des rares à s'être adjoint une infirmière plein temps, qu'il rémunère personnellement. C'est elle qui répond au téléphone portable en pré- comme en post-opératoire. Lorsque Mr X. se plaint de douleurs de son genou opéré, elle prescrit un antalgique plus puissant, appelle la pharmacie du coin pour qu'on le livre à domicile .... Tous les jours, elle fait le point avec son patron, et en informe le patient (« j'ai vu le docteur Goldberg, et il a dit que vos douleurs ne sont absolument pas inquiétantes, et qu'il faut faire comme nous avons convenu, au revoir Mr X., et bonjour à votre charmante épouse »).

L'ombre de l'avocat plane au dessus de la consultation, ce qui rend les relations très particulières. Les patients posent beucoup de questions, sont informés n'importe comment par les journeaux et la télévision, mais font une grande confiance à leur chirurgien; quand cette confiance s'estime déçue ou trahie, ils deviennent impossibles. La spécialité la plus attaquée est la chirurgie orthopédique, essentiellement pour des insuffisances de résultats fonctionnels. Les anesthésistes le sont beaucoup moins, car ils ont collectivement développé depuis 15 ans une politique de risque minimal, avec des « guidelines » très précis. Dans l'annuaire téléphonique, le cahier le plus épais est celui des cabinets d'avocat, quinze pages en couleurs, avec un pathos inimaginable: photo du travailleur manuel, abattu sur son fauteuil roulant (il a encore sa salopette de travail), entouré de son épouse desespérée, de ses enfants miséreux ; les mêmes, assis à la table de l'avocat, endimanchés, repus, sourire retrouvé. « Si vous avez été victime de « medical malpractice », appelez-nous: l'appel est gratuit. Si vous ne pouvez vous déplacer, nous venons vous visiter. Nous venons même vous voir à l'hôpital: n'hésitez pas à nous appeler de votre lit d'hôpital! Notre équipe comprend des avocats qui ont une formation médicale: nous sommes spécialisés dans le risque médical et chirurgical. Au cas où votre procès ne serait pas gagné, vous ne payerez absolument rien. Depuis quinze ans, nous avons une grande expérience, nous vous promettons des résultats rapides, et une juste compensation».

Henry Bohlman est de tous le plus détendu à la consultation: ses patients sont plus jeunes, et viennent le voir de l'autre bout du pays avec des problèmes tordus. Il aime les étonner en leur présentant l'équipe bariolée qui vient assister à la consultation: « voici le Dr Nakamishi, de Tokyo, et le Dr Frederic, de Paris, et le Dr Zou, de Seoul ... » .. tout cela l'amuse visiblement beaucoup. On voit une riche pathologie rachidienne essentiellement cervicale dégénérative, et des lombalgies de toute origine.

Henry est de ceux fermement convaincus que le tabagisme est une cause essentielle de non fusion des arthrodèses rachidiennes: Il détecte immédiatement sur ses patients l'odeur du tabac, qu'il exècre. « vous n'êtes pas fumeur, déclare t-il, Je ne vous ferai pas d'ostéosynthèse ». Il est clair dans la maison que le patient fumeur a une arthrodèse instrumentée avec vis pédiculaires, et le patient non fumeur une arthrodèse non instrumentée. « Dans la dernière publication de Sandy Emery (son collaborateur le plus proche), nous avons réussi à démontrer que le tabac est un facteur de risque essentiel de non consolidation des arthrodèses lombaires. Au niveau cervical, nous n'y sommes pas encore parvenus, mais nous avons bon espoir », me dit-il.

Les réunions de service sont nombreuses. La réunion de « joint » a lieu tôt le matin dans une petite salle près du « ward ». Le résident présente les dossiers des opérés récents et à venir. On compare et on discute les procédures d'une manière universitaire très proche de celle que je connais à Paris. On montre un jour une arthroplastie de hanche qui me paraît parfaite, un cotyle bien inscrit dans le toit et le U radiologique, une tige très remplissante avec un bon appui cortical. L'un des chirurgiens saisit l'occasion pour expliquer aux résidents qu'il s'agit du parfait exemple de « ce qu'il ne faut jamais faire ». « le manteau de ciment est très insuffisant: il se fracturera et provoquera la migration de la tige. Cette tige sera à reprendre dans deux ans tout au plus, et tant qu'a faire il faudra aussi changer le cotyle, pour les mêmes raisons. Il y a dans la littérature un taux de descellement très élevé avec ce type de technique ». Comme je viens de finir ma thèse et que je connais un peu la bibliographie, je prends la parole (contrairement à mon habitude) et j'explique que, en Europe, ce type d'implantation correspond un peu à notre idéal, qu' il n'y a pas d'argument clair dans la littérature pour la condamner. On discute un peu, avec un peu de malaise, puis on conclut que, en Europe, les malades ne sont pas les mêmes, et on passe très vite à autre chose. Il est vrai qu'on ne montre pas d'arthroses importantes: lorsque cela se produit, on se tourne vers moi en disant: « c'est un patient très difficile, voilà le type d'arthrose que vous opérez, en Europe ». C'est un peu faux, mais j'y vois un peu de respect et d'envie de leur part.

La prothèse sans ciment tient une place de choix: La discussion ciment-sans ciment est éternelle. On enseigne aux résidents -et aux patients!- que, sans ciment, c'est Bien; avec du ciment, c'est Mal. Mais un Mal nécessaire, qui permet de faire des arthroplasties si la qualité osseuse est insuffisante, ou de se tirer de situations impossibles. « comment s'est passée votre intervention ce matin? − Mal ! j'ai été obligé de mettre du ciment ».

En privé, les arguments pour ne pas cimenter sont beaucoup moins assurés. On finit par s'en tirer en affirmant que la tenue à long terme n'est pas bien connue. et que le « sans ciment » est plus simple et reproductible. Et c'est vrai! on fait beaucoup d'efforts au bloc opératoire pour adapter la prothèse sans ciment au fût diaphysaire. Mais ce n'est rien comparé à la pose d'une prothèse cimentée: on rince et brosse longuement la diaphyse; le ciment est mélangé sous vide avec un instrument spécial, puis centrifugé par la panseuse dans l'appareil adéquat, puis rendu à l'instrumentiste dans des enceintes stériles avec des précautions. On l'introduit sous pression dans le cotyle et la diaphyse au canon à ciment, on met la prothèse, en conservant un manteau de ciment épais, en essayant de la centrer sans toucher les corticales et en la maintenant manuellement dans la position ad hoc pendant le temps de prise. Pour sceller une prothèse, on utilise en régime courant 4 doses pour le fémur, et 2 doses pour le cotyle ... on en met un peu partout, et il faut traquer le surplus... La technique de « troisième génération » a fait de l'arthroplastie cimentée une affaire de grande complexité.

La réunion de service de « spine » a lieu le jeudi matin dans la salle de conférence. On y voit une foule de chirurgiens. Il est d'usage que l'un des résidents présente une mise à jour sur un sujet d'actualité. Le résultat vient des manuels de référence, mais paraît assez fouillé. C'est de nombreuses fois au cours de leur formation que les résidents auront à parler devant diapos et assemblée. on accueille quelquefois des étudiants en stage, sérieux et cravatés; l'usage est de prendre quelques minutes pour leur faire expliquer par un résident l'un des cas de la semaine.

Le Samedi matin est occupé par la seule réunion de service commune, pompeusement baptisés « Grand Rounds ». Il y a un certain cérémonial, tous les orthopédistes sont censés être présents. De grands efforts sont faits pour présenter des sujets d'intérêt général; on voit bâiller discrètement les « spine » quand on parle de hanche; les « total joint » roupillent un peu sur la scoliose idiopathique ... tout le monde se réveille pour écouter - et charrier un peu - le travail d'un résident que tous connaissent. Le but de ces réunions est surtout de donner un vrai niveau universitaire au programme de « residency » de l'hôpital. De temps en temps, on invite un intervenant extérieur, de Chicago ou de Philadelphie, et quelquefois, un avocat ou un financier... ces conférences sont les plus fréquentées, l'assistance est tonique: L'avenir du système de santé est débattu en détail, avec ses conséquences financières. Il y a une vraie inquiétude quand à l'avenir...

Les études de médecine durent quatre années aux USA. On sort de « High School » vers 17 ans; puis on passe quatre années au « College ». Si on est assez bon, on peut alors intégrer une école de médecine. On y entre vers 22 ans, avec un niveau variable en sciences fondamentales, et un niveau anatomique du type « fémur, tibia ». « Case » est une école réputée. Les frais de scolarité y sont élevés: plus de 40000 dollars par an, 160000 dollars pour quatre ans. La moyenne nationale est de 20, 25000 dollars par an. Endettement final aux alentours de 250000$ garanti. Le programme est un peu bourrage de crâne: toute la médecine en quatre ans, en commençant de zéro.... Les étudiants de Case sont des jeunes gens sérieux, et motivés; en première année, 80 % d'entre eux veulent faire de la chirurgie orthopédique, même les filles : c'est là qu'on rembourse le plus vite les emprunts. Ils ont peu de stages cliniques: on les promène de temps en temps dans un service hospitaliers, munis d'une blouse courte qui les identifie, sans presque leur montrer de vrai patient. La formation « à la française » que je leur décris, commencées à 18 ans avec stages hospitaliers dès 22 ans, les fait rêver.... « mais alors, les études sont gratuites ? ». Je ne parle pas, bien sûr de la grande misère de nos universités.

En deuxième année, on passe, outre les examens propres à l'école, le USMLE (United States Medical Licensing Examination) Step 1, et en quatrième année le Step 2. On est mûr alors pour demander l'inscription à un programme de « residency ». Le processus est compliqué: chaque candidat se déplace, aux quatre coins des USA, dans les hôpitaux auquel il désire adhérer, avec ses références et son carnet de notes; il a plusieurs entretiens. Puis le candidat classe chaque programme « testé », les responsables de chaque programme classent chaque candidat par ordre de préférence, on met le tout dans une grande machine, et il en sort la liste des résidents, pour chaque programme, pour chaque spécialité. Le processus s'appelle « the Match ». La spécialité où la sélection est la plus rude est la chirurgie orthopédique.

L'internat (residency) dure cinq ans. La première année (« internship ») est une année de formatage: commis aux travaux ingrats, on acquiert l'expérience clinique qui manque aux étudiants. Après un an, on devient « resident » à part entière. La consultation du résident est gratuite (ce qui n'est jamais le cas en France...!), de même que la « consultation » aux urgences. L'origine sociale et ethnique des patients, la pathologie qu'on y voit sont bien différents de ceux traités à la consultation des chirurgiens... « On voit des choses incroyables, dans ce pays, Frédéric. L'état de la population est vraiment déplorable, vous ne le croiriez pas, on dirait un pays du tiers monde ! », me dit un résident plus âgé que les autres: il est originaire du Zaïre, a été formé en Grande-Bretagne. Les autres résidents, eux, trouvent ces choses normales. Tous les résidents, même les moins motivés, ont compris qu'ils étaient là pour apprendre leur métier. On est très gentil avec eux, il se font rarement incendier lors des réunions de service; au bloc opératoire, ils posent des questions intelligentes ou idiotes, et on leur répond gentiment, inlassablement: la tradition d'apprentissage dans la douleur propre à nos contrées ne semble pas exister à Case. A part cela, le résident mène une vie très comparable à celle que j'ai connue interne parisien: les gardes sont fréquentes et agitées, et ne sont pas un prétexte pour ne pas être frais, dispos, et cravaté le matin. « Vient un moment où la chose que vous désirez le plus, me dit l'un d'eux, c'est un endroit pour vous allonger et dormir ».

Les résidents de chirurgie orthopédique sont impressionnants d'assurance: rien ne leur paraît difficile, tout problème a une solution, et il n'y a pas place pour le doute. Ils sont, même très jeunes, aussi sûrs d'eux-mêmes que les intervenants nord-américains que l'on voit dans nos congrès! Leurs connaissances livresques sont importantes (l'inquiétude du « board exam » est un moteur puissant, et il y a des séances collectives de révision très suivies). On leur enseigne LA Vérité; dans plusieurs circonstances, il me semble tout de même que l'enseignement clinique leur manque un peu.

Les vrais problèmes commencent pendant l'internat: on commence à rembourser les frais occasionnés par les études de médecine; un résident gagne 1800 dollars par mois, gardes comprises, et il n'y a pas d'extras.

Lorsque enfin on a fini sa formation, on a le choix entre pratiquer « General Orthopedics », ou acquérir une hyper-spécialité en faisant un « fellowship ». On peut choisir entre « Hand », « Spine », « Trauma », « Sport medicine », « Pediatrics », et « Joint Surgery ».

Etonné par l'hyper-spécialisation qui règne à « Case », j'interroge les « Fellows ». on me dit que, devant la relative pléthore de chirurgiens orthopédistes qui s'annonce aux USA, il est peu probable qu'ils puissent avoir assez de patients pour un exercice exclusif comme leurs aînés: il faudra également pratiquer l' « Orthopédie Générale ». L'idée n'a d'ailleurs pas l'air de leur déplaire. Beaucoup de résidents n'envisagent pas de faire l'investissement d'une année de « fellowship »: les postes ne sont pas toujours pourvus. Compte tenu de l'émergence des HMOs, me dit-on, il n'y aura bientôt plus de marché que pour un petit nombre - voire pas du tout- d'hyper-spécialistes; par contre la demande sera forte pour des Orthopédistes polyvalents ou ayant plusieurs domaines de compétence.

Si le fellowship correspond à notre clinicat, il est en pratique bien différent: ici, pas d'autonomie relative, mais le fellow reste collé au chirurgien qu'il a choisi, en consultation, au bloc opératoire, presque jusque dans la vie quotidienne ! Il opère sous la direction effective du maître, qui a plus ou moins de qualités formatrices. Après un an, on est considéré comme compétent dans le domaine choisi. Personne n'aurait l'idée de prolonger la chose plus longtemps.

Les chirurgiens en titre sont des « attending surgeons ». Ils ont une autonomie complète, un contrat à durée indéterminée, et participent au service de garde commun. Les premières années sont consacrées à rembourser les emprunts.

C'est une position très particulière que celle du visiteur étranger, et c'est un privilège que de pouvoir voir, entendre, et ne donner son avis que le moins possible: je ne suis pas venu raconter ce qui se fait en Europe, mais voir ce qui se fait aux USA. J'ai observé cette attitude chez les étrangers en formation en France, et inconsciemment je la reproduis à Cleveland. Je viens au bloc opératoire, en faisant des choix, me poster à l'endroit où la visibilité est la meilleure, habillé côte à côte avec l'opérateur ou discrètement au dessus de son épaule. Je pose toutes les questions possibles, même si quelquefois la distance culturelle les rend incongrues. Ne pas s'habiller permet de voir en économisant les temps d'abord et de fermeture. Globalement, l'intervention la plus intéressante est celle dont le déroulement est inhabituel, voire catastrophique. Si le résultat est brillant, je suis très content d'être venu de loin apprendre quelque chose. Si il ne l'est pas, c'est souvent par excès d'esprit de système, et je me dis qu'on aurait fait mieux - ou pire - en France.

A part quelques échanges sympathiques, les résidents sont très indifférents. Ils sont très occupés (comment sommes nous à Paris avec les visiteurs étrangers ?) et lorsqu'ils s'aperçoivent de ma présence, me regardent un peu comme un baschi-bouzouk: « est-ce que vous avez de bons hôpitaux, en France ? » « est-ce que vous pratiquez des ostéosynthèses internes ? », me demandent t-ils naïvement. Les « fellows » ont un peu de méfiance (« qu'est-ce que c'est que cet étranger qui pose des questions tordues ? »). Les « attendings » sont de contact beaucoup plus intéressant, aiment expliquer ce qu'ils font et demander ce qu'on ferait à l'étranger. La France reste une terre d'innovations chirurgicales excitante et un peu étrange à leurs yeux. « Vous, les Français, vous avez des idées intéressantes » me dit avec un sincère intérêt l'un des « Spine surgeons »; « mais pourquoi ne les publiez-vous pas ? » (...en Anglais...). « Je voudrais bien aller voir ce que vous faites en France, me dit un chirurgien, mais c'est dommage, il paraît que chez vous, personne ne parle Anglais »... nous sommes un tout petit pays dans lequel on fait des choses intéressantes mais bizarres, qu'on publie dans une langue que seuls comprennent les originaux. Car les Etats-Unis ne sont pas un pays du monde comme les autres; ils sont LE monde à eux seuls. Pas étonnant qu'on se croit fondé à tout y réinventer.

Je navigue entre l'hôpital et le laboratoire, et tiens à jour l'agenda de mes rats et de mes chères cellules souches. Une fois faite la bibliographie de la cellule souche mésenchymateuse, et apprise la méthodologie, me voici attelé à la production de dizaines de petites boites remplies de merveilleuses préparations cellulaires, qui remplissent la moitié d'un grand incubateur, et que je viens surveiller quotidiennement. J'ai cru au début que la difficulté serait d'opérer ma série de rats avec une méthodologie constante. Mais la culture cellulaire est le vrai facteur limitant, soumise à des variations impressionnantes, que personne sur place n'élucide vraiment. Les travaux sont financés par une dotation du « National Institute of Health », et ont une orientation précise. Mes cultures ont un comportement si anarchique, que j'en sacrifie un grand nombre, soupçonnées d'infection (Par la suite, je saurai que tout le labo en est affecté, car c'est la qualité du sérum qui est en cause). J'apprends au passage, qu'un résident a effectué un travail très proche au laboratoire l'année précédente, travail tenu dans une grande discrétion car les résultats ont été très aléatoires! D'ailleurs, les résultats des implantations de moelle osseuse sont aussi peu concluants. Je reprends la méthodologie à la base. De fil en aiguille, je parviendrai tout de même à implanter mes 90 fémurs de rats de façon satisfaisante.

Sur la suggestion de Victor Goldberg, je fais aussi un travail de « recherche clinique »: je revois les dossiers de prothèses de genou sans ciment du service (un peu plus d'une centaine de cas). C'est en fait le prétexte de ma venue à Cleveland: je suis payé (2000 dollars par mois quand même) par le département de chirurgie orthopédique sur ses fonds de recherche. Comment fait-on quand on est un chirurgien américain et que l'on veut faire une étude clinique ? On paye un collaborateur, souvent un étudiant pendant les vacances (j'en rencontrerai plusieurs, attelés à des tâches similaires). Une secrétaire récupère mes dossiers et mes radiographies auprès des administrations et des archives. La tâche est complexe, et, pour des raisons de coût, l'administration de l'hôpital a entrepris récemment de détruire les radiographies de plus de cinq ans ... les radiographies récentes sont donc scannées et stockées à toute vitesse par deux jeunes gens bombardés « informaticiens ». Au total, je me retrouve avec une pile de dossiers, dont le suivi moyen est de quelques mois, constitués pour la plus grande part de documents administratifs: factures acquittées (les honoraires du chirurgien, 5 à 10000 dollars par arthroplastie, 150 dollars par consultation ...) et « disclaimers », documents signés par les patients dégageant la responsabilité du chirurgien et de l'hôpital. Je me demande alors comment dans ces conditions on peut faire ces magnifiques études qu'on lit dans le Journal of Bone and Joints Surgery, même avec des moyens de recherche importants. Finalement, j'arrive à me faire une idée assez précise de la façon dont fonctionnent les chose et dont on pose les prothèses de genou à « Case », et à fournir un listing assez complet avec la cotation IKS (International Knee Society) des genoux opérés. Une Infirmière sera chargée de rappeler les patients au téléphone et de les reconvoquer.

En arrivant à Cleveland, je m'étais promis d'aller visiter Arthur D. Steffee, peut-être le Chirurgien orthopédiste le plus connu hors des USA. Je me mets donc en contact avec Acromed. Malheureusement, Steffee a cessé ses activités cliniques depuis le début de 96, pour se consacrer exclusivement à son rôle de directeur et d'agent relationnel pour sa société. On m'introduit au « Spine & Arthritis Center », dans un hôpital de moyenne importance à l'Ouest de Cleveland, où je rencontre Robert Biscup, son collaborateur principal. Nous prenons des rendez-vous échelonnés, car il est occupé par la visite de nombreux chirurgiens étrangers. Il me fait tenir informé des interventions qui se préparent. Je me rends donc plusieurs fois dans son hôpital, je m'habille et l' aide pour spondylolisthésis ou implants intersomatiques, et il m'explique la logique des implants développés par Steffee. On ne pose plus pour l'instant de prothèses discales: les implants de la première génération étaient constitués d'un noyau de caoutchouc vulcanisé entre deux plateaux métalliques. Les résultats en sont encore, me dit-il, très satisfaisants. Mais une étude sur le rat a montré que ce caoutchouc était carcinogène, et l'implantation a été arrêtée. Par la suite, un noyau de silicone a été utilisé, et les résultats on été rapidement catastrophiques, dû a la mauvaise tenue du matériau... l'expérience en est là, et on développe un nouvel implant. « Vous savez, me dit-il, avec la FDA (Food and Drugs Administration), il est très difficile de développer quelque chose de nouveau, vous, en France vous n'avez pas tous ces problèmes ». Mais il a entendu dire que la Communauté Européenne allait se doter d'une structure calquée sur la FDA, et, dit-il en riant: « je vous souhaite bien du plaisir »

Ambiance bien différente ici de l'école Bohlman, considérée comme un pôle conservateur. Ici, on réduit les spondylolisthésis, jusqu'à un grade avancé; on recalibre les canaux étroits; on détruit les hernies discales au laser sous microscope (avec un bruit qui rappelle le bombardement de Baghdad au JT de 20 heures) et on utilise un maximum de cages en carbone, y compris au rachis cervical... j'ai l'occasion de voir réduire un spondylolisthésis de grade II avec le tout nouveau dernier matériel: on solidarise à chaque niveau L5 et S1 les vis pédiculaires par une barre transversale, et on s'en sert comme appui pour réduire extemporanément, avec un instrument qui s'apparente à une pince Monseigneur, ou à un grand pied de biche.... La manoeuvre de réduction me fait un peu froid dans le dos, et à ma question, « Bob » Biscup répond qu'il n'y a jamais de complication radiculaire (ce qui a le mérite d'être simple ...).

Après l'intervention, c'est un infirmier spécialisé qui ferme le malade, et « Bob » va rendre compte à la famille dans la salle d'attente réservée à cet usage.

Enfin j'ai l'occasion de rencontrer le Maître: on m'a arrangé un rendez-vous avec A.D. Steffee. Celui-ci me reçoit un matin très gentiment, comme un Français de passage, dans son bureau au siège d'Acromed. Il se dit déprimé: il est devenu très difficile de développer des idées nouvelles, à cause de la FDA, mais surtout à cause du risque de plainte. Un grand cabinet d'avocats a déposé une « class action lawsuit », à l'encontre de tous les fabricants de vis pédiculaires, de tous les chirurgiens qui ont posé des vis pédiculaires, de l'American Association of Orthopaedic Surgeons, de la North American Spine Society, etc..., et au bénéfice de tous les patients qui auraient subi l'implantation de ces matériels, qu'ils aient des troubles ou non. Dans cette plainte, il est cité au premier chef. La législation américaine permet ce type d'action légale, à l'initiative d'un cabinet d'avocats, qui ne représentent en fait aucun patient. A la suite de cette affaire, Arthur Steffee a cessé son activité clinique et s'est consacré à Acromed. (Pour la petite histoire, la plainte a été déboutée début 1997). « Doctor Steffee » m'emmène visiter son usine de conditionnement, et me montre des collections d'implants, de cages de toutes tailles et de toutes formes, y compris des prototypes et des implants sur mesure. Il prend livraison de plusieurs cages de carbone, car ce diable d'homme part le lendemain pour la Californie aider un chirurgien qui doit les poser! Il envisage son activité sous cette forme, voyager avec ses implants à travers tout le pays ! Puis nous discutons de ses conceptions, de l'histoire de la cage en carbone, et de perspectives d'avenir. Il envisage de remplir ses cages cervicales de préparations à base de cellules médullaires ou de cellules souches, sujet à la mode qui me ramène à mes propres cultures cellulaires et à mes implantations sur le rat.

Il y a une floppée de chirurgiens du rachis, dans l'Ohio ! outre H. H. Bohlman et Arthur D. Steffee, avec des équipes conséquentes, il y a une équipe à Akron (l'autre pôle industriel, à côté duquel Cleveland fait figure de métropole intellectuelle).

Herkowitz est dans le Michigan, à 200 miles, John Kostuik était à deux pas, à Toronto dans l'Ontario, mais a déménagé pour Baltimore, dans le Maryland. Mc Afee est aussi à Baltimore, mais c'est l'un des plus anciens « fellows » de Bohlman. En plus, Michael T. Modic (celui de l' imagerie du disque en IRM) est radiologue à la « Cleveland Clinic Foundation », 2 miles à l'ouest.

Edward H. Simmons (pas le Simmons des cages, mais celui du « Keystone Simmons » pour l'arthrodèse cervicale intersomatique) est à Buffalo, dans l'état de New York, à 100 miles; il vient assez souvent, et j'ai l'occasion de le voir faire une conférence à la « Cleveland Clinic ».

Henry Bohlman n'est pas seulement un chirurgien écouté et respecté, c'est un grand amateur de vins, et à ce titre un francophile averti. Il a créé il y a quelques années l'association « Wine and Spine », avec quelques chirurgiens Nord-américains, un peu comme une blague, pour se réunir autour de quelques bonnes bouteilles en parlant de chirurgie; depuis, l'association est devenue un haut lieu de la chirurgie du rachis, qui se réunit 2 fois par an, et où alternent conférences chirurgicales et oenologiques de haut niveau...

A force de me voir au bloc opératoire, Henry Bohlman finit par m'inviter, à une soirée qu'il organise dans sa maison avec tous ses collaborateurs. On me promet une soirée intéressante et gastronomique, et, de l'avis général, « il y aura du bon vin »! Sa maison est dans « Cleveland Heights », les hauts de Cleveland, un quartier boisé et huppé où on découvre de véritables châteaux. Sont présents tous les « Spine Surgeons » et les deux « fellows », accompagnés de leurs épouses, plus Peter Scoles, le scoliologue des « Pediatrics ». La soirée commence par la visite détaillée de la maison, du sous-sol au grenier. elle est immense et Henry en est légitimement fier. Certains y ont déjà eu droit plusieurs fois, et sont un peu à la traîne. Les deux fiertés de Henry sont au grenier et au sous-sol. Dans le grenier, confortablement aménagé, sont entreposés les dossiers tenus à jour et les radiographies de tous les patients qu'il a opérés depuis son « fellowship » ... le tout classé, avec diapositives, négatoscope et de quoi survivre plusieurs semaines... ce qui permet à un collaborateur de s'installer pour revoir une série de dossiers, avec un recul clinique et radiologique impressionnant, de l'ordre de 25 ans. Dans un coin de la pièce « traîne » un article original: la première prothèse de hanche mise au point par le Dr Bohlman père, en 1937, « soit longtemps avant Robert Judet », me dit Henry avec un clin d'oeil. On me conte l'histoire d' Arnold Bohlman, engagé à 20 ans, pilote de chasse en 1917 au dessus de la France et de la Belgique, qui décida rentré au pays de faire des études de médecine grâce au « GI bill » (les facilités financières accordées par le gouvernement aux anciens GI), et devint un Orthopédiste renommé. La seconde fierté de Henry est sa cave, dissimulée dans le sous-sol par une cloison pivotante. Elle est fameuse dans tout le comté: elle compte « environ 10000 bouteilles », classées sur des rayonnages, maintenues à température par un système de climatisation, avec quantité de grands crus de France. On fait une petite séance de photographies devant les jéroboams, car Henry avait envie depuis longtemps de photographier un Français dans sa cave, me dit-il, et n'était pas encore parvenu à en attraper un. On se rend au bord de la piscine pour prendre l'apéritif, et on ouvre la première bouteille. Se succèdent alors vins de France, d'Italie et de Californie. Surprise, alors que nous dégustons quelques vins extraordinaires, la soirée est « buffet style »: on se rend à la cuisine pour remplir son assiette, et on s'équipole sur les fauteuils du salon sans renverser nos précieux breuvages. Henry vole de l'un à l'autre avec une nouvelle bouteille et de nouvelles explications oenologiques. On finit tous gris, à se raconter des histoires dans une ambiance euphorique.

Le maître de maison ne nous fera pas grâce des photographies prises au cours de la soirée, qu'il nous remet quelques jours plus tard avec un grand sourire et un clin d'oeil ...

Les mois d'été passent à grande vitesse: il fait très chaud à Cleveland, une chaleur humide et un peu étouffante. Tous est climatisé, les températures vont de glacial à l'hôpital à tempéré subtropical au laboratoire. Les week-ends sont l'occasion de sorties en groupe: il y a une plage magnifique à 30 milles, sur le lac Erie, une mer d'eau douce qui s'étend jusqu'à l'horizon. S'y rendre est mal vu socialement: les jeunes gens vont à la plage pour reluquer les filles ! ce qui, dans le contexte de puritanisme renouvelé de l'Amérique des années 90, fait assez mauvais genre.

Comme Français, je suis censé répondre à un certains nombre de canons: outre les traditionnels préjugés culinaires (positifs), on s'attend à me voir fantaisiste et indolent... Les jeunes gens sont curieux de me faire la conversation, pour beaucoup, je suis « leur » premier français. Cependant, l'Ohio n'est pas une terre de passage, et l'étranger est regardé avec un peu de suspicion. Je m'aperçois que la plupart de mes fréquentations sont des étrangers, européens ou orientaux, nous nous mêlons peu aux autochtones. Nous découvrons en groupe la culture américaine, et nous comparons la vie parisienne avec celle de Tokyo; j'en apprendrai presque autant que sur les USA !

L'automne se rappelle brutalement à tous, après un été étouffant, par une quasi « saison des pluies » qui précipite l'apparition des « couleurs »: Les forêts de feuillus du nord des USA se parent de jaune et de rouge flamboyants, et après quelques vacances au Québec (enfin entendre parler Français !), c'est déjà le début de l'hiver. Vient le moment où je dois rentrer à Paris. Après une dernière « party » dans mon « home » avec l'ensemble du laboratoire, je dois laisser mes activités laborantines et ma panoplie de visiteur étranger. J'emporte des images fortes, l'impression d'avoir vécu une aventure étonnante au quotidien: avoir été américain pendant quelques mois, et avoir rencontré des personnalités remarquables. Je garde aussi des idées précises de ce qu'on nous raconte, de la vie quotidienne de nos voisins américains, de leur système de pensée, et des performances supposées accomplies là-bas par les chirurgiens orthopédistes.

J'abandonne encore quelques rats à sacrifier, en tâchant de faire suivre mon travail. Et je laisse surtout des amis, dont certains repartent prochainement au bout du monde. Nous promettons de rester régulièrement en contact par le e-mail, et de nous donner des nouvelles de Cleveland, de Paris et de Tokyo. « keep in touch ! ».

Paris, décembre 1997

Séguéla

"On ne fait pas de photo, bien sûr, c'est bien trop dangereux."

"Toute l'équipe est logée à l'hôpital, pour des raisons de sécurité. On ne sort pas, le personnel local fait le ravitaillement, c'est beaucoup plus sûr".

Elles sont inquiétantes les consignes de sécurité telles qu'expliquées par le responsable de la mission Seguela, mission chirurgicale de guerre à 500 km au nord d'Abidjan, en zone contrôlée par les rebelles du FPI, front patriotique ivoirien.

A ce moment, nul ne sait si la révolution ivoirienne, dirigée contre le gouvernement Gbagbo et née dans le nord, finira par un arrangement à l'amiable ou par un bain de sang ethnique à la hutu tutsi. L'exemple rwandais est dans toutes les mémoires.

Jean-François est formel, après sa visite du terrain, "la situation est très tendue". C'est le responsable de la mission. Bon, il est infirmier psychiatrique à la base, mais…

Que vais je faire dans cette histoire? Certes le quotidien hospitalier n'est pas très inspirant, mais de là à partir à 500 km au fond de la brousse, et pour être clair, se trouver le seul blanc dans une guerre africaine potentiellement explosive... J'en viens à questionner mon idée bizarre de départ intempestif. Jusqu'a la surveillante du bloc opératoire qui me tire les vers du nez pour savoir ce que je vais faire de mes vacances, d'été, et qui informée de ma destination me dit d'un air inspiré « le sentiment anti français n'a jamais été aussi fort »

Ambiance.

Tiens, pour la première fois avant un départ, j'ai peur. Ca doit être l'Afrique. Ou l'approche des quarante ans. On n'est plus si insouciant et on a peur. Pourtant, j'en ai fait des voyages dans des endroits a posteriori effrayants, sans même un doute en tête.

La veille du départ, je considère perplexe le gros Reflex numérique tout neuf dont je viens de m'équiper. Six millions de pixels, 5 images par seconde, un bijou. J'envisage sérieusement de le laisser au placard. A quoi bon de toute façon.

Et puis merde, il ira quand même dans la valise. Quitte à risquer sa peau, autant se faire plaisir.

La veille du départ je reçois un e-mail rassurant de l'équipe sur place en la personne de Marie, sage femme, qui me dit de ne pas trop m'en faire, que tout va bien, et surtout de ne pas oublier d'emporter 1 du saucisson, 2 du fromage, denrées qui manquent cruellement sur place et dans le quotidien de la mission. Pour le pain et le vin, cela va, il y a sur place.

Bon, la situation est calme au moins.

J'ai fait mes adieux hospitaliers car le bruit s'est répandu. On ne sait jamais.

Petite virée ce mercredi matin au marché local du XXe arrondissement, devant l'hôpital, réserve de Brie, Munster, camembert, saucisson, à l'ail, sec. Un trésor. J'emporte mon plus vieux sac, les T-shirts et les toiles les plus usés. Prêt pour l'Afrique.

J'ai pris un taxi pour Roissy où j'ai rencontré Emma, jeune infirmière qui fait sa première mission ; elle me regarde comme le messie, c'est très agréable, jusqu'au moment au cours du vol où J'ouvre le vieux sac resté entre mes jambes et se répand une odeur puissante mêlée de munster et de cochonaille faisandée dans toute la cabine..

Abidjan

Nous sommes pris en charge sur place et je ferai partie du premier départ vers le Nord, pas le temps pour la visite, passage express par la « mission capitale » dans une maison de banlieue, il faut relever nos anciens en poste depuis un moment déjà. Chauffeur MDM et 4X4 Land Cruiser bardé de logos humanitaires. 500 km de piste, départ au petit matin. Route longue et semée d'imprévus, piste goudronnée qui serpente et suit la ligne haute tension. Qu'il est beau et riche ce pays ! La terre est rouge latérite, le ciel lourd et plombé qui n'existe qu'ici, la chaleur lourde, la forêt verdoyante. Petit à petit se dessine une Afrique de Tintin au Congo, forêt rutilante entrecoupée de villages aux cases sorties d'une bande dessinée où jouent de jeunes enfants. Les bords de la route sont agrémentés de quelques jeeps et chars calcinés (« ça c'était les Français » me dit le chauffeur). Les check points nombreux se passent à la tchatche, les gamins armés jusqu'aux dents voient passer la voiture souvent dans un sens ou l'autre. « Tu n'as pas des capotes ? Tu n'as pas des cigarettes ? » - Prix de notre passage. Enfin on arrive près de l'hôpital. La ligne haute tension nous a accompagnés jusqu'au bout. Riche terre peuplée de pauvres gens.

Le CHR « centre hospitalier de Séguéla » ressemble à un hôpital ! Entrée gardée donnant jour sur un parc pavillonnaire qui ressemble à tous les hôpitaux d'Afrique comme je les imagine. Quelques logos pour dire qu'ici les armes ne sont pas les bienvenues, cabine téléphonique à l'entrée, ambulance rouillée sans roues déposée dans un coin, pancartes éducatives sous un arbre. Pas de pipi, pas de popo dans l'enceinte de l'hôpital. Bien sûr ce sont des vœux pieux. Accueil par les édiles et l'équipe locale. On loge dans un pavillon désaffecté un peu à l'écart, chambres qui ressemblent à des chambres de garde à l'année, couloir sombre. A l'extérieur, un petit pavillon ouvert sert aux repas de l'équipe et d'abri au poulailler des expatriés, quelques vraies poules qui se baladent en liberté. Un majordome dédié sert l'équipe H24. Ciel toujours plombé d'Afrique.

L'hôpital de Séguéla est une construction pavillonnaire qui rappelle la colonisation. Bâtiments aérés de plusieurs chambres qui donnent sur des allées couvertes de type tropical. Les malades sont nombreux mais restent en attendant le chirurgien.

L'équipe est constituée de collègues éminents qui sont là depuis plusieurs semaines. Pierre est un chirurgien parisien en retraite, ancien chef de service de chirurgie viscérale à Paris, il vient de passer 5 semaines à Séguéla et me briefe sur ce qu'il vient de voir. C'est bien sur un chirurgien digestif confirmé, 40 ans d'exercice l'ont préparé à tout et il a tout vu. Toutefois, il me questionne sur les gangrènes qu'il a déjà vues bien sûr, il y a longtemps, et sur les ulcères de Buruli, qui l'ont laissé pantois. Je suis venu heureusement avec le « King », « Primary Surgery », le livre des chirurgiens du tiers monde et de l'Afrique, qui est encore disponible online et c'est la référence. Oui on y parle bien des ulcères de Buruli, une infection cutanée creusante dont le vecteur est un bacille de type tuberculeux véhiculé par l'eau, et des « noma », infections creusantes du visage et des parties molles, qui laissent les atteints à le merci du chirurgien et des déformations les plus affreuses.

Pierre a fait en fait beaucoup de gynécologie, il en parle comme d'un détail tant c'est facile pour lui. Pas de chance, orthopédiste à la formation éclectique et chirurgien spécialisé du rachis à Paris, je suis venu faire de la chirurgie de guerre mais la guerre gynécologique m'est éloignée.

C'est comme le vélo, cela reviendra, les souvenirs de coopération sont coriaces et c'est le pain quotidien du coopérant. Pierre me remontre comment on fait une césarienne et ce n'est pas l'intervention la plus difficile du monde, pour peu que l'on fasse vite et simple. Le but : extraire le gosse, quelques soient les conditions, sans esquinter la mère. L'incision horizontale dite de Pfanenstiel, esthétique et jolie au ras du maillot de bain en vogue dans nos contrées, n'est pas d'actualité sur place, l'efficacité est la règle et la verticale sous ombilicale tellement plus pratique et rapide.

Marie n'en revient, pas, en quelques jours ca va plus vite que dans son hôpital de banlieue parisienne avec des spécialistes.

Qu'elle est jolie, Marie. C'est, déjà l'âme de la mission. Sage femme du nord de la France en poste dans un hôpital de banlieue, elle a déjà vu plusieurs pays africains et fait preuve d'une expérience et d'une maturité tout à fait étonnante. En commençant par les hôpitaux de Dakar alors qu'étudiante, elle cherchait sa voie. A pas 30 ans, elle s'affirme comme la « maman » de l'équipe. Tous les soirs, elle raconte par e-mail sa journée à son fiancé à Bruxelles, éducateur spécialisé dans une institution pour jeunes en difficultés, et qui doit avoir d'autres guerres à raconter.

Pierre – c'est un autre Pierre- est l'administrateur sur place de la mission. Il est en retraite aussi, est d'une gentillesse confondante, et content de retrouver ses pénates bientôt. Surtout, il est très sourd. Les deux Pierre sont sourds ! Cela complique notablement nos soirées d'expatriés faites de longues conversations en attendant l'heure du coucher.

De guerre, point. Si il y a quelques excités qui se baladent complaisamment avec de vieilles pétoires, et on nous montre avec fierté la dernière réalisation du soudeur local, le montage d'une antique batterie de DCA sur un très usé pick up Toyota. Les politiciens locaux viennent faire des discours à l'hôpital et se complaisent à la photo collective avec l'équipe expatriée.

Par contre, la guerre de la maternité fait rage. Il n'est pas de jour où ne se présente à la porte une famille qui accompagne une mère en travail, venant de loin. Ils ont attendu que les choses se passent bien, puis mal, ont collecté auprès de la famille l'argent nécessaire à un taxi pour venir à l'hôpital, débarquent à n'importe quelle heure venant de la brousse, autant dire que quand cela coince pour de vrai, ce qu'on appelle dystocie terminale, arrive avec plusieurs jours de retard, femme en état de choc, enfant mort. Et que dire de la tête du mari à qui on explique qu'il va falloir césariser. Une césarienne, cela veut dire l'obligation à une césarienne future lors de la prochaine grossesse, sous peine de risque de rupture utérine la prochaine fois, et de mort maternelle. Cela, tout le monde l'a bien compris, et l'annonce de la césarienne est une épreuve difficile exempte de remerciements. Marie gère tout cela. Orthopédiste de la colonne vertébrale égaré au fond de l'Afrique, je fais ce qu'on me dit et coupe quand il le faut.

Qu'on dort bien sous les tropiques ! Pas de décalage horaire forcé ici et pas de changement d'heure. Le soleil se couche sans qu'on l'y invite vers 20 heures, les soirées durent longtemps et on voit les premiers rayons du soleil poindre à 5 heures du matin pour se lever à 6 ou 7 heures frais et dispos.

Cris dans le couloir. Quelqu'un frappe à la porte. Merde quelle heure est il ? Il fait nuit noire. Je sors en caleçon. Il fait chaud et nuit tropicale. Marie vient d'appeler à la cantonade, chacun se lève encore embrumé de rêves. Nous nous retrouvons tous à la porte. Il faut aller au bloc. On réveille les aides opératoires. Chacun est à son poste. Marie vient de passer sans rien dire soirée et nuit au chevet d'une patiente, si on peut dire, et le travail n'avance pas. Il faut césariser. Entre le premier appel et le coup de bistouri se passent 15 minutes. Bien mieux que dans un CHU parisien ! L'enfant sort et crie. Vivant ! C'est une grande victoire. Jusqu'ici nos césariennes ont été des interventions de sauvetage maternel, 50% d'enfants morts depuis bien longtemps. Le mari à l'extérieur se confond en remerciements. La famille fait la gueule, tant pis pour eux. Le jour se lève et irise les bâtiments.

Une famille arrive à l'hôpital, l'accouchement a commencé il y a plus de deux jours. Le temps qu'on comprenne ce qui ne va pas, voici la femme livide et grisâtre, le mari et la famille. On l'installe au bloc. Un bras sort de la vulve et on a même essayé de tirer dessus pour faire avancer les choses, ce qu'il ne faut pas faire de toute façon. J'ai attrapé le gros Nikon et fait une photo. Je me fais engueuler comme du poisson pourri par la sage femme, l'infirmière, l'anesthésiste. « tu pourras montrer cela dans les soirées parisiennes ! » siffle perfidement l'admirable accoucheuse. Plus tard, longtemps plus tard, elle viendra me demander la photo. Pour former les sages-femmes en attente de mission.

Ca dort et on coupe. On sort du ventre un petit cadavre momifié et du bloc un ventre balafré. La famille fait la tête, beaucoup plus pour la césarienne que pour l'enfant mort. Un de plus..

Qu'ils sont beaux ces enfants ! Qu'ils sont fripés ces nouveaux nés. Quelqu'un sait il que les petits enfants noirs naissent blancs, me dit la sage femme autochtone ? Quelques jours leur sont nécessaires afin de développer leur mélanine qui les suivra toute leur vie. Les femmes allaitent. Voici notre guerre.

L'hôpital est distribué sur plusieurs pavillons où sont des chambres de malades, une quarantaine en tout. On se rend du pavillon des expatriés le matin en groupe à la visite, vers 8 heures du matin, et on passe voir tout le monde suivis par un chariot à pansements et une équipe d'infirmiers locaux. Moussa « Moise » est le surveillant en chef, traducteur, homme à tout faire qui dirige tout cela avec calme et d'une main de maitre. On passe d'un pavillon à l'autre en portant le chariot, les galeries sont couvertes et c'est heureux car il pleut sans prévenir. On voit le gamin qui a une plaie à la tête, coup de machette d'un parent qui a aussi tranché le gorge de sa mère, « c'était un fou », la plaie se ferme progressivement alors qu'en coule encore du liquide céphalorachidien. Avisé du cas j'ai conseillé qu'on fasse quelque chose pour fermer la fuite, mais l'enfant allait de mieux en mieux. Il finira par en mourir le jour où a plaie devient verte et se déclare le terrible bacille pyocyanique.

Un grand balèze vient avec une douleur cervicale traumatique. Pas de radio sur place, « il n'y en avait pas avant la guerre », ce qui est faux. On le met en traction cervicale en attendant que cela passe ..

J'ai fichu le cirque en arrivant. Comme un cuisiner habitué à rouler sa bosse, qui irait visiter les arrière-cuisines, je vais faire un tour du côté de la préparation des instruments chirurgicaux et de la préparation des champs opératoires. Moussa est un grand costaud, beau comme un dieu et musclé comme hercule, qui me montre fièrement la manipulation de ses machines. Las, la stérilisation se fait avec des machines portables autonomes, dits « stérilisateurs », vers 100 degrés. Ce sont des autoclaves de fortune, mais à cette température on ne tue pas toutes les bactéries et c'est un risque potentiel d'abcès et de transmission de maladies. Aussi, ce beau pays au nord de Yamoussoukro et de Bouaké, s'il est connu comme l'un des plus riches de l'Afrique en raison de la présence de mines de diamants, est l'un des plus contaminés : on parle de 25% de séropositivité HIV. Un patient meurt d'un abcès africain extensif quand je demande une sérologie qui revient positive, contre l'avis de toute la communauté. « si cela se sait, la famille sera paria au village » me dit on. Autant dire qu'on ne laisse pas trainer ni une aiguille, ni un pansement, tout cela est récupéré consciencieusement et incinéré sans pitié. Ma guerre contre les stérilisateurs porte ses fruits et les machines sont arrimées au sol et utilisées à leur plein potentiel, 100 degrés 20 minutes et marquage des boites.

Le bloc tourne avec les quatre mains de deux « temps pleins ». Moussa est analphabète. C'est l'homme à tout faire, le brancardier, l'aide soignant, il va chercher les patients à l'autre bout de l'hôpital, lave les sols et les brancards, récupère les instruments souillés les lave et les stérilise .. Mourad est nettement plus âgé, il est infirmier de bloc opératoire, en détient la clef, ouvre les portes, prépare les interventions, positionne les patients sur la table, ouvre les boites, donne les instruments, prépare les fils et les compresses. Tous deux dorment et vivent sur place H24 et 7 jours sur 7.

Ce bloc a vécu, et lorsqu'il pleut un peu fort, l'eau ruisselle le long du scialytique énorme de fabrication russe et coule sur le patient; autant dire qu'il pleut au bloc opératoire. Et ce scialytique ne sert à rien car on n'en trouve plus les lampes, et on se sert d'une lumière portable sur pied. Pourtant, de mémoire de chirurgien, je n'ai jamais vu travailler un bloc comme cela, ou il faut 15 minutes pour être opérationnel en pleine nuit pour n'importe quelle intervention, où on enchaine 14 interventions la journée sans que personne ne se plaigne, prêt à recommencer la nuit ou le lendemain.

Le troisième homme est « Moise », un homme fait énigme qui a vu défiler depuis le début de la guerre bien plus d'expatriés qu'il ne veut l'avouer, et bien avant encore plus de chirurgiens ivoiriens. Il sait tout, voit tout, entend tout, aide au bloc, prépare les cas, tient la salle, demande ce qu'on veut faire de tel ou tel cas qui a été oublié au cours de la visite, sert de traducteur. Au cours de la visite matinale, on entre dans une chambre où est allongée sur un lit étroit et dans les draps multicolores une ancêtre chétive au sourire ingénu. « c'est celle que tu as opérée il y a deux jours avec une péritonite » me dit moussa. Comment va t-elle ? − elle va bien, elle veut rentrer dans sa famille. −A t-elle repris son transit intestinal, a t elle eu des gaz, demandé Je ? A ces mots, Moise se tourne vers la patiente plein d'empathie et demande : « Bon, la vieille, est ce que tu pètes ? », et la patiente de répondre avec satisfaction et d'une toute petite voix: « oui, je pète bien ». Il se tourne alors vers moi avec un air docte et entendu et me dit d'une voix grave : « elle a des gaz ! ». Mais, demandé je, a t-elle repris son transit, a t-elle des selles ? Moise se tourne vers la patiente : « bon, la vieille, est ce que tu chies ? » et celle ci de répondre aussi modestement : « oui, je chie bien ». Il se tourne alors vers moi avec une mine satisfaite : « elle a des selles ! ». « C'est bien, elle peut donc sortir aujourd'hui ! ».

Moise est un aide indispensable et je crois un moment qu'on pourrait l'entrainer à faire des choses de routine au bloc opératoire comme la tradition veut que dans certains pays africains les infirmiers fassent des choses considérées comme mineures mais de la chirurgie tout de même, essentiellement des hernies inguinales. Mais s'il est un aide remarquable, il ne prend pas d'initiative et surtout est sous la surveillance de ses pairs : il est clair qu'il faut un diplôme de chirurgien pour opérer ses congénères dans ce pays, de la même façon que l'électricité arrive 24 heures sur 24 par les lignes à haute tension sans aucune coupure d'électricité et sans que cela choque quiconque, et que la piste est goudronnée depuis Abidjan, sans que personne s'en étonne, que les villageois ont tous une carte d'identité avec photographie, y compris les femmes pour lesquelles au chapitre profession on a écrit « ménagère » avec le plus grand respect, si on est un peu à la campagne on n'est pas non plus dans la misère noire, guerre ou pas guerre. Fait de la chirurgie celui qui est chirurgien.

Car il y a un agenda caché comme chaque fois et chaque mission chirurgicale dite « de substitution », où l'on palie au défaut de praticien formé, se désengager et laisser la main à un praticien formé autochtone, ou sinon détecter sur place les compétences afin de pouvoir partir sans drame - et de laisser les besoins couverts, ou plus ou moins. Laisser les structures aux mains d'officiers de santé formés par les expatriés, une politique qui a eu son heure de gloire en Afghanistan et au Kurdistan irakien, mais qui ici paraît incongrue. Si il n'y a plus de chirurgien à Séguéla, apprendrai-je, c'est parce que les deux praticiens formés à Abidjan qui avaient tenu la structure au quotidien pendant 10 ans sont partis très vite vers le sud, l'un ayant été menacé et l'autre ayant trouvé sa voiture vandalisée. C'est le résultat de la guerre ethnique. Les natifs du sud et de la capitale économique sont petits, et ne parlent pas tout à fait de la même façon ; ceux du nord sont grands, ont des caractéristiques physiques magnifiques, et se sont toujours sentis défavorisés par les administrations du sud.. comment fait on les guerres.

Pendant que nous opérons, se passent des tas de choses ; les deux Pierre sont donc partis, et remplacés par moi même et une administratrice que nous attendons. L'infirmière anesthésiste est remplacée par une collègue médecin de Lyon, habituée aussi aux missions mais plus à la terrible mission France et à l'Afghanistan qu'au soleil africain. Hélène est un bijou d'intelligence et de compréhension qui a roulé sa bosse aux quatre coins du monde avec des yeux d'enfant étonné. Et surtout, la mission se développe ; En résumé un chirurgien un anesthésiste une infirmière et une sage femme sur place, c'est en plus deux administrateurs, plus un logisticien un chef de mission et une mission en capitale, plus cinq chauffeurs autochtones temps plein et sept camions Toyota land cruiser équipés d'autant de radios VHF, et sur place une connection satellite sur un vieux PC qui permet de communiquer avec le monde entier par e-mail. La vie de la mission capitale nous paraît de loin rythmée par les soirées expatriés « Croix rouge », « Médecins sans frontières », « Unicef » et autres. Lorsque l'administratrice vient se reposer à Séguéla après 15 jours de cette vie trépidante, je me retrouve donc seul expatrié français avec 7 expatriées sous le même toit à 500 km des côtes. SI il n'y a rien à raconter hormis les soirées chiffons et papotage, le personnel ivoirien me regarde pour sûr avec un certain respect au petit matin. Et c'est vrai qu'il en faut de la diplomatie pour ne pas faire le mâle dans une telle compagnie.

Le « docteur de fer » est à coup sur un homme important au village. C'est un grand costaud musclé habillé en permanence d'une vareuse bleue marquée devant et derrière « docteur de fer » et sa devise est, « si c'est du fer, je peux le faire » (sic). Il est certes le seul soudeur du village, mais aussi entrepreneur et l'employeur d'une partie de sa famille et de la population. Les travaux passent par lui. C'est lui qui a soudé la batterie de DCA sur le camion pick up du front rebelle local, et c'est un grand titre de gloire. Il participe aussi aux travaux d'assainissement de l'hôpital et, aussi, au creusement d'un puits initié et financé par la mission, dont l'initiative nous remplit d'étonnement. Interrogé par mes soins sur le cas d'un jeune amputé, il a failli de peu ajouter la confection de prothèses des membres à son savoir faire. Il a déjà trempé dans ce type d'initiative, un de mes prédécesseurs s'étant avisé de faire fabriqué des appareils de fixation externe pour les fractures, et de les faire souder directement sur les patients, montage dont la vue me remplira d'effroi lorsque j'en verrai les premiers cas.

Kasia est la nouvelle administratrice venue de France, elle est originaire de Varsovie en passant par la case Sciences-po Aix-en-Provence ; gouailleuse et aventurière, sa rencontre avec le coiffeur local peu habitué aux cheveux longs et fins finira mal, par une tonsure intégrale de type très militaire. Elle apostrophe notre soudeur en lui demandant d'expliquer sur ses chantiers la présence d'enfants manifestement mineurs. « Hé », lui dit il, « il vaut mieux qu'ils soient là et qu'ils apprennent le travail plutôt que de trainer n'importe où et faire des bêtises ».

C'est que, dans toute notre vie quotidienne, nous sommes décalés dans ce monde qui n'est pas le nôtre ; nous sommes huit blancs expatriés dans une contrée étrangère et assurément serions nous tous verts aux nez en trompette venant de Mars nous ne serions pas plus différents. Je suis entouré de femmes trentenaires ou quasiment toutes diplômées de l'université qui envisagent dans leur vie la survenue d'une grossesse comme un événement unique, heureux et lointain, et regardent avec envie les ribambelles de gamins des villages africains tous plus beaux les uns que les autres qui viennent s'accrocher à leur doigts. « Toubabou, est ce que je peux venir avec toi ? ». Autour de nous, c'est la guerre de la maternité, les premières grossesses ont lieu vers 16 ans, on a 4 enfants à 24 ans et 8 à trente. Si tout va bien, car la casse est importante, et nous sommes payées pour le savoir, et les complications sont nombreuses (incontinences urinaires, etc, non traitées bien sûr), sans parler de la mortalité infantile. La vaccination contre la rougeole n'est plus assurée ici comme elle l'a été.

Car ce sont bien des ribambelles d'enfants en effet qui nous suivent dans nos déplacements dans les villages aux cases sorties de « Tintin au Congo », craquants petits villages au sein des palmiers dont on nous fait visiter toutes les cases. « Toubabou ! » disent les enfants pour se faire remarquer. Toubabou est « le blanc », une créature presque mythique ici dans une contrée peu visitée. Certains surtout fondent en pleurs à notre vue ou partent en criant sous les quolibets des adultes : les parents sont ce que sont tous les parents du monde, et quand un enfant est intenable on le menace en ces termes : « si tu n'es pas sage, le blanc va venir te manger ! ». Certains ont de grosses frayeurs à notre visite et fuient sous les moqueries des familles..

Car non contents de prendre des photos à l'hôpital et de ne pas rester cloîtrés come le prévoyait la mission, nous l'avons fait sur le bazar, dans les villages et nos déplacements, certes flanqués du 4X4 bardé de logos humanitaires et convoyés par le chauffeur originaire du lieu.

De guerre assurément il n'y a point. Tout juste si nous rencontrerons au détour d'un chemin quelques porteurs de T-shirts fièrement marqués « FPR, section Terminator », armés bien sur en conséquence de Kalashnikovs et de quelques bières, qui nous feront des saluts enthousiastes et que nous dissuadons de tirer quelques salves en l'air pour l'amusement.

Je suis remplacé par Etienne, jeune chirurgien viscéral en poste à Dakar et formé au Sénégal et quelques mois à l'hôpital Lariboisière à Paris. Je suis avide d'entendre les impressions d'un jeune africain sur la situation politique et chirurgicale locale. C'est la campagne, me dit il ; il voit là la même pathologie mais a des stades assurément plus avancés.

Etienne a fait une erreur diplomatique, il n'est pas encore assez roué : comme il voyait un vieil homme atteint de hernie inguinale et qu'il lui donnait rendez vous aux calendes grecques (la mission n'est pas dédiée à la chirurgie de substitution gratuite des cas chroniques, pour d'évidentes raisons de concurrence locale), il a néanmoins accepté un cadeau qu'on lui apportait sous la forme d'un poulet. Et ce poulet de lui empoisonner la vie car, il a bien fallu s'en occuper, et d'autre part le patient et sa famille viennent maintenant réclamer l'opération dont ils ont voulu croire qu'on leur avait promise. Bien sûr, ils refusent de récupérer leur dû et il faut tout l'art d'un médiateur expérimenté pour aplanir la situation. Etienne s'est donc trouvé obligé d'opérer le vieil homme roué pour prix de son poulet, et nous avons envisagé la constitution d'un élevage…

Retour vers le sud dans le taxi Toyota blanc bardé de drapeaux humanitaires, cette fois sans cacher l'appareil photo qui a si bien servi ; comme nous sommes en avance, le chauffeur me dépose à Yamoussoukro, capitale officielle de la côte d'Ivoire et vraie ville artificielle, à l'image de Brasilia et Islamabad en leur temps. Ici tout le monde ne parle que de feu « notre président » Houphouet Boigny. « Le vieux » était certes un fin politique qui a mené la vie du pays jusqu'à sa mort. Il avait fait donc de son village natal, ou il possédait des plantations de palmiers, sa capitale officielle en menant de grands travaux. Ici, le chemin tortueux s'élargit soudain en autoroute à 6 voies avec belvédères jusqu'au sein de la ville au plan carré, immenses bâtiments d'administration qui paraissent déserts ; et surtout, joyaux des joyaux, trône la Basilique Notre Dame de la Paix, réplique au mètre près de la cathédrale Saint Pierre de Rome, en pleine brousse. Au mètre près, car la coupole culmine, par dessin et volontairement, à un mètre de moins dit-on, que celle de son modèle, pour ne pas offenser le créateur, et l'église. L'édifice a été consacré par le pape en 1990 et c'est une masse imposante de marbre toute en grâce, quasi déserte mais pas tant que cela. Une notre Dame de l'Afrique et on sent le recueillement du lieu. Jusqu'à la Pietà de Michel Ange reproduite en bois d'Afrique massif, qui fait se poser la question de l'universalité de la sculpture.

Retour par 4X4 Toyota blanc ; au sortir de Yamoussoukro, la 6 voie éclairée fait place à la piste goudronnée trop étroite sans cirer gare.

Les heures de route défilent et retour à la mission capitale en banlieue d'Abidjan, ville agitée et surpeuplée. Surprise, le relevé du e-mail me laisse avec un message d'Abdoulaye Bana qui a appris par mes collègues parisiens ma visite sur place. Le Professeur Bana est une sommité de la chirurgie orthopédique africaine et un important notable local, c'est lui qui opère les cas difficiles locaux et il a été formé à Paris, a passé beaucoup de temps à Garches. On se donne rendez vous dans la ville le lendemain et il me fait voir se hauts lieux et la plage de Grand Bassam. Sur la plage de sable fin et sous les côtiers s'abattent avec violence les rouleaux du Pacifique sud qui éclaboussent jusqu'aux vieilles demeures coloniales décaties. L'endroit est magnifique mais peu recommandé aux baigneurs et surfeurs, les squales rôdent et les rouleaux peuvent emporter au large les plus aguerris des nageurs. Abdoulaye me montre tout cela avec fierté et nous passons la journée. Sur le soir, son épouse a préparé le « Foutou », préparation traditionnelle de viande hypercalorique qui n'est pas pour rien dans la puissance physique des fiers Ivoiriens.

On ne sait pas ce qui va se passer, me dit il ; et nous sommes très inquiets. « Manche courte, manche longue », des fous à machettes ont fait cela en Afrique et la peur est bien présente ; cette révolution est bien inquiétante. Quand aux habitants de Séguéla, ils auront des chirurgiens lorsqu'ils arrêteront de leur faire des problèmes, ce n'est déjà pas si facile d'aller s'installer dans le nord. C'est la faculté et la sagesse même qui parle par sa bouche.

Le transit me laisse quelques jours pour faire provision de bois bandé et de souvenirs locaux, que de magasins à touristes sans touriste, le commerce a pâti des évènements récents et restent sur les étagères petits animaux d'ébène et figurines aux effigies de footballeurs et politiciens locaux, mais pas seulement. Régine tient la mission depuis longtemps et est habituée à accompagner les expatriés, tous les petits vendeurs la connaissent et lui échangent des informations. On attend « les évènements », et la vie continue à Abidjan.

Je rentre avec des étoiles plein les yeux, une saveur d'Afrique dont on ne revient jamais.

Paris, septembre 2004

Les jardins de l'ambassadeur.

600 français. Six-cents français, nous sommes 600, peut être 650, pas tout à fait 700 en tout cas. C'est un gigantesque camping qui s'est installé dans les jardins de la maison de l'ambassadeur de France à Haïti. Les tentes s'éparpillent au milieu des bougainvilliers, apparemment au hasard, un peu les unes sur les autres. Les logos fleurissent. Toutes les tentes sont marquées aux couleurs de leurs habitants : Sécurité civile, tous les SAMU de France et d'ailleurs, pompiers d'un peu partout, Gendarmerie nationale - armée et en gilets pare balles qui sécurise le site, logée à la même enseigne - et organisations non gouvernementales françaises et étrangères. Tentes éparpillées avec chacune leur logo, lits de camps et moustiquaires, dans le ronron du groupe électrogène. La résidence de l'ambassadeur, elle, trône au milieu de tout ce monde. Superbe maison de style colonial réduite à l'état de gâteau penché et environnée de tas de gravats, elle n'a pas survécu au séisme. Son parc magnifique sert de campement à toute cette force humanitaire à l'œuvre dans Port au Prince. Conditions précaires, mais que demander de plus dans cette capitale balafrée, transformée en un instant en champ de ruines et en camp de réfugiés ?

Tous ces français travaillent en divers endroits de la ville brisée, essentiellement des hôpitaux, organisant les campements de réfugiés, le tri des blessés, l'accueil des familles, les soutiens psychologiques après la catastrophe…. Certains sont arrivés juste après le séisme, d'autres, ensuite. La plupart sont là depuis quelques jours seulement.

On couche sous des tentes militaires, sur des lits de camp 'Picot', il paraît que nous avons de la chance. Au soir de notre arrivée, après visite de l'hôpital et premiers contacts, épuisé par le décalage et la chaleur, je me jette dans le noir sur le lit en maugréant que tous les moustiques du monde ne m'enlèveront pas un repos mérité. Je me relève dare-dare 10' plus tard cherchant frénétiquement dans l'obscurité lampe frontale, répulsif et surtout précieuse moustiquaire imprégnée de mon paquetage. L'installation est un challenge épique, mais ils sont féroces et nombreux.

Une heure d'eau courante, deux heures d'électricité par jour, internet en WIFI 24 heures sur 24 c'est le XXIe siècle, et la douche collective minutée par quatre à poil sous la tente avec de grands costauds, expérience qui manquait à ma formation. On se nourrit de rations de combat sur réchaud à alcool individuel, amusant au début, mais rapidement insupportable. Heureusement, les gendarmes mobiles fournissent sur souscription les bières et même un jour une cargaison de langoustes, qui grillées à même le sol sont les meilleures que j'aie consommées même partout ailleurs. Les pompiers, quand à eux, ont tout de même réussi à remettre en service ... la piscine de la résidence ce qui nous vaut quelques plongeons mémorables. Il se murmure que la cave de l'ambassadeur a été sécurisée la première lors du dégagement du site...

Tous les matins, on se dirige en colonnes des divers points du campement, en tenue de bloc, civil ou uniformes de toutes les couleurs, vers le point d'embarquement des navettes, bus, et quelquefois camions bennes qui emportent tout ce monde vers leurs affectations sous escorte des gendarmes en armes : les différents hôpitaux de la ville, ceux qui fonctionnent encore. Des fenêtres du bus navette, on découvre la ville détruite : amas de pierres, bâtiments éventrés, églises bancales, le palais présidentiel avec ses airs de grosse meringue bousculée...

Maisons et bâtiments par terre sont devenus des tombes, un peu au hasard, mais dans certains quartiers tout est en ruine. A circuler dans ces rues, le sentiment terrible qui vient irrésistiblement est très crument celui d'une promenade en été au Père Lachaise : maisons bancales, oblitérées et condamnées ; bâtiments vides et fissurés, qui ressemblent à ses chapelles ; toits et étages en béton tombés les uns sur les autres à plat - qu'on appelle ici « pancakes » et qui évoquent des tombes - et ce sentiment sourd que derrière toutes ces portes et sous toutes ces pierres sont encore des corps, par milliers. Les étudiants en médecine étaient en cours au moment du séisme ; le toit de l'école de médecine est tombé sur eux, ils sont toujours en dessous. Situation identique pour l'école d'infirmières : plusieurs centaines de disparus. On dit que la moitié des médecins haïtiens, en activité ou en formation, aurait disparu lors du séisme. Ce sont des gens qui travaillent tard, ils étaient dans les bâtiments au moment fatidique. Le commandement local de l'ONU a perdu au moins 250 personnes, dit-on, essentiellement des militaires gradés de toutes nationalités (36 français)

Tout cela, bien sûr, ce sont des bruits, qu'on entend, qui se précisent, qui sont vrais, ou faux.

Le peuple qui balaie

Les tas de gravats sont partout, entre les maisons défoncées, dans les ruisseaux au bord des trottoirs. Mais la vie reprend, et on balaie, patiemment ; les pierres se résorbent en amas et les trottoirs sont dégagés. Et chaque jour voit au bord des trottoirs de nouvelles boutiques précaires et de nouveaux produits de toutes sortes. Le commerce reprend, des fruits, des médicaments (vrais ou faux ? à quel prix ? je ne sais, mais présentés à l'unité), au bord des tentes et au bord des routes, devant les façades condamnées de maisons subtilement fissurées et bancales.

La ville est transformée en immense camp de réfugiés : partout où le sol est plat, dans les parcs et les jardins, sont apparus des amas de tentes bigarrées de toutes origines qui abritent des familles et de nombreux enfants. Que mangent ces gens ? Pas grand chose apparemment : les résultats des distributions et de la débrouille, mais nombreux ont faim et peu font un repas chaque jour. Depuis quinze jours, on voit réapparaître des cas de dénutrition sévère et de déshydratation avancée. Il y a dans les rues des queues de 800 mètres devant le stade où ont lieu des distributions de nourriture sous contrôle armé des UN (l'ONU), des militaires péruviens, turcs, ou brésiliens. Nous verrons les casque bleus chinois à l'exercice et leur police militaire plus tard à la manœuvre à l'aéroport lors du retour.

A l'hôpital où je suis affecté, chaos savamment organisé. Les pompiers et la sécurité civile française ont fait un travail extraordinaire, remarquable, et peu connu ; le circuit patient est organisé avec à l'entrée un poste "tri des blessés" (appelons un chat un chat) sous tente qui accueille les files de patients venant de l'extérieur, un poste "pré-op", amas de tentes de toutes sortes au milieu de laquelle trône une tente gonflable ornée d'un drapeau canadien, don d'une organisation caritative - on y couche, par terre, sur des matelas de fortune, les patients qui ont des indications chirurgicales en attente − et un poste "post-op", tentes en tous sens et de toutes origines abritant les malades opérés, étendus sur des toiles à même le sol. Jeunes amputés de 18-20 ans, enfants blessés, patients de tous âges aux plaies emballées. Un poste s'occupe des pansements quotidiens, qui sont faits "à sec" ou sous anesthésie à la Ketamine − un dérivé efficace du LSD. Et surtout, le bloc opératoire, réorganisé aux mains d'une équipe américaine, tourne encore à plein presque deux semaines après la catastrophe avec les urgences amenées quotidiennement : ce sont surtout des fractures ouvertes et des amputations, mais de plus en plus des indications de reprise élective d'interventions faites en urgence extrême.

Les Américains ont certes une organisation de combat : ils passent quatre jours sur place en moyenne, dorment très peu, opèrent vite, et paradoxalement on met du temps à les connaître. Ils « occupent » le bloc opératoire comme me l'expliquent les urgentistes. En fait, il y a un peu d'incompréhension entre les équipes, et je finirai par faire le truchement entre les urgentistes français au contact et les yankees au bloc, qui me laisseront une place. Bloc opératoire de fortune il est vrai : la stérilisation fonctionne, mais il n'y a pas d'eau et entre deux on se badigeonne de soluté hydro alcoolique, sur la crasse et la transpiration.

L'hôpital est clairement adventiste du 7e jour - c'est d'ailleurs son nom : Hôpital Adventiste d'Haïti. Tous les employés le sont ; même les organisations américaines qui y travaillent affichent une connotation religieuse affirmée. Les médecins US, eux, même si ils ont toujours un lien avec la congrégation, par leur hôpital ou leur faculté d'origine, le sont rarement en fait, et rarement prosélytes. Les patients sont de toutes confessions ; ils sont venus ici avec leurs familles. Combiens sont-ils ? Environ 170 sont hospitalisés, mais avec les familles on peut évaluer à 700 ou 800 le nombre de personnes présentes sur le site.

Toute la journée, un haut parleur diffuse de la musique et des cantiques. Des orateurs, religieux ou non, viennent faire des sermons en créole ou en français et on appelle à la prière pour les disparus et les opérés. Au moment où notre anesthésiste français est en train d'endormir un patient, le haut parleur appelle à la prière « pour le salut de notre frère Jean-Maurice qui est en train de se faire opérer et qui est dans les mains de Dieu». On appelle aussi les patients introuvables au haut parleur : « Beatrice Senda est attendue en salle d'opération, Beatrice Senda, en salle d'opération »… La variété musicale est, elle, au rendez-vous, au contraire de la qualité sonore. Les gospels locaux ont des accents de zouk, on les mélange de musique liturgique et de sermons interminables.

Le tremblement de terre a eu lieu le 12 janvier 2010 à 17 h 45, quelques minutes avant la tombée de la nuit. De très nombreuses constructions bien éloignées des normes anti sismiques se sont effondrées immédiatement sur leurs occupants. De l'avis général cette première nuit dans le noir a été un cauchemar total. Les premiers secours extérieurs ne sont arrivés que le sur-lendemain soir et ont été confrontés à un afflux de blessés dans des conditions proches de l'horreur, avec des plaies majeures contuses en grandes quantités et de nombreux cas de gangrène.

Dans un avion de la sécurité civile qui nous a amenés de la Martinique, j'ai interrogé à deux heures du matin le « spécialiste béton » envoyé examiner les fondations d'un bâtiment officiel resté debout. « pourquoi tant de morts ? » lui ai je demandé. « Avez vous vécu déjà un tremblement de terre ? », me dit il. « Le plafond et les murs vous tombent dessus instantanément. Il n'y a pas de fissuration ni de lézardes annonciatrices comme dans les films, pas d'action au ralenti. Le sol bouge sous vos pieds, tous vos repères sont en mouvement autour de vous, et vous êtes sidéré, ne savez où aller. Vous ne pouvez échapper. Votre seule chance est d'être déjà dehors ou dans un bâtiment anti sismique »

Les quelques bâtiments anti sismiques ont bien résisté en Haiti… Les sièges des banques en verre, quelques bâtiments officiels, tous sont debout. Pour le reste.. « il faudrait déjà qu'ils mettent assez de ciment dans leur béton » me dit il. Tout n'est qu'un grand champ de ruines.

Le tremblement de terre produit en un instant une grande quantité de blessés, tous synchrones : le 12 janvier à 17h45... hors les répliques qui ont paniqué la population, l'afflux massif synchrone submerge toute structure de soins au rythme du dégagement des blessés. Le tri est essentiel, urgentissime, cruel, impitoyable : je me souviens des règles des manuels de MSF : face à un afflux, organiser le triage en trois zones : ceux qui ne sont pas très urgents et peuvent attendre un peu (plaies sèches et toutes les fractures, même ouvertes) ; ceux qui doivent être opérés immédiatement (hémorragie, plaies abdominales et thoraciques pénétrantes, contusions de l'abdomen avec saignement évident, les contusions larges des membres), et ceux qui vont mourir de toute façon et pour lesquels rien d'efficace ne peut être fait (les embarrures crânio cérébrales, les états de choc dépassés, les lésions médiastinales, etc.) et pour lesquels il ne saurait être question de divertir de précieux moyens en pure perte. Le challenge est de parvenir à traiter les premiers et de sauver une aussi grande proportion des deuxièmes que possible.

En pratique des séismes comme en chirurgie de guerre, ce sont des plaies, des plaies par écrasement, lourdement contuses, et terriblement souillées : de terre, de gravats, d'immondices, de déjections, matières fécales, etc (les blessés peuvent rester plusieurs jours coincés sous une dalle en béton sans pouvoir bouger). Cela ne ressemble à aucun cas de pathologie rencontrée à l'hôpital civil en métropole ; même les traumatismes des plus violents, accidents de la voie publique ou même les accidents de chantier ne sont pas comparables. Les véhicules personnels et même les autoroutes sont presque propres et n'écrasent jamais nos motards de cette façon. La seule analogie rencontrée en pratique hospitalière était un ouvrier écrasé par une pelleteuse dans la boue (son frère était mort dans le même accident), encore qu'il ait été dégagé immédiatement. Les plaies de guerre sont moins écrasées mais plus contuses encore. Les armes de guerre sont étudiées pour cela …

Combien d'amputés ? Beaucoup certainement, nombreux sont ceux qui sont sous les tentes, et on voit de jeunes enfants reprendre goût à la vie entre deux cannes béquilles fournies par containers entiers par Handicap International. Quel que soit le lieu (Afghanistan, Kurdistan..), la vision de tous ces jeunes et moins jeunes nantis d'une jambe de pantalon ou de chemise vide fait toujours le même effet à la fois bizarre et indescriptible. Les organisations humanitaires qui font de l'appareillage ont maintenant toutes la même attitude, n'appareiller les moignons que lorsqu'ils sont cicatrisés, et donc pas tout de suite à Haïti. Ils se contentent de fournir les cannes béquilles en bois local, de prendre les numéros de téléphone portable (tout le monde a un téléphone portable ici…) en prévision du démarrage du programme. Il va y avoir du travail, assurément, tant ces jeunes gens sont nombreux. Avec l'expérience de Handicap et d'autres, on fait maintenant des prothèses de jambe qui sont presque de grandes chaussures et permettent une vie quotidienne normale – pour les amputés de jambe. En cuisse, c'est une autre affaire.

Je suis surpris, en faisant le tour des pansements, de constater leur qualité et leur bonne tenue : bien sûr, certains suppurent, d'autres sont assez vilains (que dire d'un moignon chez un enfant ?) mais globalement, peu de catastrophes. Mes compatriotes sont choqués des techniques utilisées en urgence par les américains et qu'on appelle « guillotine » : couper court d'un seul trait, laisser ouvert… en fait, je dois leur expliquer que face aux broiements de membres souillés, c'est la meilleure technique, celle qui évite ou traite la gangrène, recommandée par les chirurgiens de la Croix-Rouge depuis 60 ans. Dans le concept, on ne ferme pas le moignon, en tout cas jamais en urgence. Peut-être au 8e jour, si tout va bien. De toute façon, ces moignons ont curieusement et spontanément tendance à se refermer lorsqu'ils sont propres, ainsi est fait l'être humain.

A-t-on amputé sans réfléchir ? Ce qui est sûr, c'est que les haïtiens sont durablement traumatisés, et que presque deux semaines après le séisme, ils y regardent à deux fois avant de se faire opérer par un chirurgien américain. Ceux-ci ont durablement gagné de la crise, une réputation d'amputeurs.

Un patient vient à l'hôpital avec une fracture de l'astragale (l'os articulaire de la cheville qui permet la flexion extension). C'est une fracture difficile à réduire, qui donne des nécroses et des chevilles raides et douloureuses, et cela fait déjà quinze jours. Il m'explique son cas puis s'entretient parfaitement avec le chirurgien américain. « Ce type parle un anglais parfait » me dit celui ci. La chose est assez rare à Port au Prince. Il m'explique qu'il est professeur d'anglais. Enfin il l'était : au moment du séisme, il enseignait devant une classe de 80 élèves au deuxième étage. 10 sont sortis vivants, les autres sont toujours sous les ruines. Il s'est retrouvé en un instant enseveli entre les plafonds, et a mis trois heures à sortir du tas de gravats : il y avait deux élèves devant lui vers la sortie, et il a fallu attendre qu'ils s'extraient l'un après l'autre. « Si l'un ou l'autre était mort, je me serais trouvé coincé et je n'aurais pas pu sortir, je serais toujours en dessous … ». Il veut qu'on opère sa fracture car il a parfaitement compris que l'os est cassé et que c'est une mauvaise fracture, mais il ne veut pas être opéré par un chirurgien américain car il est persuadé qu'ils vont lui couper la jambe ; ou alors il veut que je sois là pour vérifier, et me le fait promettre. Je suis au bloc le jour ou on le fait venir mais occupé à autre chose, et il est opéré remarquablement et sans amplificateur de brillance (radiologie opératoire) par deux traumatologues américains qui lui mettent un fixateur externe. Il me remercie de façon touchante au terme de cette affaire.

Apparemment, peu de malades sont morts des suites de gangrène, ce qui est déjà en soi un succès…

La gangrène… Elle, tue, en quelques heures, les individus les plus robustes. Pour l'avoir côtoyée, je sais que, si le diable existe quelque part sur terre, il est localisé dans chaque gramme de terre et de poussière sous la forme des spores de ces germes dits « telluriques », comme si les démons du même nom chers à Lovecraft voulaient impitoyablement nous ramener à eux. Ce sont ces germes anaérobies de type clostridium. Ils sont d'une résistance extraordinaire, vivent sans oxygène, infectent les tissus morts et contus, nécrosent les tissus vivants et les vaisseaux, se répandent dans la circulation ou y injectent leurs toxines, et assassinent sûrement le malade. Pas de solution pour traiter : les antibiotiques efficaces sur ces germes ubiquitaires ne parviennent pas aux plaies lorsque les vaisseaux sont opportunément thrombosés. Il vaut mieux couper, avant, et vite.

Doug est manager administratif d'une des organisations humanitaires présentes sur place. Il est médecin généraliste en Caroline du Nord et également diplômé en santé publique. Il est arrivé il n'y a pas très longtemps, mais me raconte que le premier médecin qui a mis les pieds à l'hôpital de Diquini quelques jours après le grand traumatisme, était un médecin généraliste et un manager comme lui, qui n'avait pas d'expérience de la chirurgie. « Ils (le personnel local, les infirmiers, etc..) lui ont montré une jambe toute noire, lui ont donné un bistouri et dit qu'il fallait couper. Trois jours durant il a débridé des plaies et coupé des membres sans repos et sans sommeil. Il n'était pas un chirurgien, mais un manager comme moi avec un MBA en administration de la santé. Il fallait bien que quelqu'un fasse ce travail. Il est rentré maintenant dans son cabinet de médecine générale en Virginie».

Les pompiers présents sur le site se souviennent également : l'un d'eux me raconte : « Quand nous sommes arrivés, il n'y avait rien ici : rien que l'hôpital debout et la pelouse vide autour, et 3000 malades qui arrivaient avec des jambes toutes noires. Alors, il a fallu s'organiser, trouver des tentes, faire un circuit de triage et de pré/post op, organiser la vie, et amener les malades au bloc à l'équipe chirurgicale américaine qui opérait non stop, quelquefois 30 amputations par heure. Cela a été très, très dur. »

A-t-on coupé quelques membres en trop ? Personne ne le sait. Mais il fallait bien faire quelque chose.

Anne Marie est médecin à l'hopital. Elle raconte, sans aucune émotion apparente. « Quand le séisme est arrivé, j'étais en voiture sur la route de Canapé Vert, et tout à coup, il s'est passé quelque chose : il a eu de la poussière et c'est comme si la montagne avait aspiré les maisons, c'est cela, la montagne a aspiré les maisons dans la poussière. Puis la poussière est retombée et sont montés les cris, des cris insoutenables, pendant une demi-heure. Et la nuit est tombée tout d'un coup. Je me suis hâtée vers ma maison et je me suis persuadée pour ne pas être surprise que ma maison était tombée sur ma famille et sur mon fils qui a six ans, et que mon fils était mort. Je me suis habituée à cette idée, et quand je suis arrivée au coin de la rue, j'ai vu que ma maison était tombée et que tout le monde était en dessous. Ils étaient tous morts, sauf mon fils. Mon fils est resté 6 jours sous les décombres. Finalement, ils ont fait venir une grue des Nations Unies pour soulever le toit de la maison. La grue a soulevé la dalle en béton, petit à petit, et on a pu voir que mon fils était vivant à ce moment, puis la dalle s'est brisée et elle est retombée. Mon fils est mort à ce moment. Je remercie le Seigneur tous les jours, car je suis vivante et je crois que mon fils est vivant au paradis où Il l'a rappelé. Je ne suis pas de ceux qui regardent en arrière, mais maintenant mon fils est mort et il faut bien reconstruire »

Alors que la journée se termine, les équipes françaises fourbues convergent vers la voute d'entrée de l'hôpital pour y attendre l'autobus qui les ramènera au camp. Le départ est fixé avant la tombée de la nuit, pour des raisons de sécurité. Les deux bus sont escortés par la gendarmerie française, un véhicule avec deux hommes armés en mission sur place. Quelques jours plus tard, alors que nous avons trainé au bloc opératoire, ce sont les camions militaires du 3e RIMA qui nous emmènent, au rythme cahotant des rues défoncées de Port au Prince, sur fond de rumeurs d'insécurité : les bandes armées qui avaient été démantelées avant la crise seraient, dit on, en train de se reformer, renforcées par les prisonniers accidentellement libérés lors de l'effondrement de la prison. Rumeurs… la sécurité est prise très au sérieux. Le dimanche, il nous faudra deux heures pour rejoindre l'hôpital en convoi de camions, entre détours pour cause de rassemblements religieux, ou de manifestations (les fameuses « émeutes de la faim » ?), et difficultés de progression dans un dédale de rues à la géographie incertaine et récemment chamboulée. La circulation des camions est de plus entravée, par le retour, heureux, de la circulation : autobus chamarrés parés des inévitables citations de la bible ou de maximes locales, voitures, motos peu nombreuses, code de la route aléatoire ou le plus gros klaxon est roi, circulation à contre sens habituelle dans certaines avenues. Rien à envier à Paris aux heures de pointe, si ce n'est en plus les rues ravinées en forme de gouttière de bobsleigh, incurvées sur les côtés, qui rendent le croisement des camions périlleux car ils peuvent basculer sur les passants.

Nous parvenons finalement à bon port en fin de matinée, pour trouver l'hôpital étrangement calme : petit à petit, les nouveaux blessés se font rares, heureusement.

C'est que, situation propre aux grandes catastrophes, toutes les blessures, toutes les fractures, ont le même âge et la même simultanéité : Mardi 12 janvier à 17 heures 45, instant fatidique. Si on excepte quelques bâtiments tombés lors des « répliques » sismiques ultérieures qui ont créé la panique, chaque lésion peut être datée précisément. Et l'on voit quelques blessés venir à l'hôpital 15 jours ou trois semaines après le séisme, avec des fractures graves du bassin ou des (déjà) cals vicieux presque consolidés des membres. Où étaient ils tout ce temps ? Probablement à errer dans la ville pour manger, et amenés là par leurs familles. Mais ces lésions sont de plus en plus rares ; le traumatisme s'éloigne. On entre dans la phase de traitement des séquelles, nombreuses, des fractures non traitées, des membres déformés, des paralysies, d'un peuple durablement traumatisé, comme hébété ; les amputés, jeunes ou vieux, déambulent entre leurs béquilles, s'adaptent : les enfants jouent enfin et rient, réclament une photo… Quel travail attend ceux qui viendront, appareiller tous ces êtres humains pour leur rendre une vie normale, malgré les blessures ! La tâche est immense.

La ville est pareille : chaque jour apporte sa nouveauté, et les petits commerces renaissent, vendeurs de bananes, de fruits, de boissons, sur les trottoirs au ras du caniveau, devant les façades lézardées et les maisons défoncées, de plus en plus nombreux, puis les commerces de proximité. La vie renaît, mais il n'y a plus d'argent, plus d'employeurs, presque plus d'économie. Les queues les plus longues sont maintenant devant les organismes de transfert financier, pour venir toucher l'argent envoyé par les familles expatriées. On dit que des organisations caritatives surtout américaines, et surtout confessionnelles, sont prêtes à injecter des subsides substantiels dans l'économie haïtienne ; pour le moment, on ne voit rien, et la tâche là aussi est immense : il faudra probablement raser la ville, et tout reconstruire, si possible plus solidement et de manière plus organisée qu'auparavant. Le déblaiement des décombres, lui, n'a pas encore commencé, il faudra très longtemps compte tenu de la modestie des moyens. Il faudra alors inhumer tous ces corps que l'on retrouvera, dans quel état ?

Il y a une grande inquiétude pour l'avenir à Haïti : même si la situation sanitaire s'améliore de jour en jour, que vont devenir le million de sans abri, ceux qui dorment à la belle étoile, quand viendra la saison des pluies ; comment vont ils se nourrir ? et surtout, avec un système de santé mis à plat en quelques minutes, mais pour longtemps, qui va s'occuper des malades, mais aussi former la prochaine génération de jeunes médecins et cadres de santé ? l'école d'infirmières est tombée sur les infirmières, la faculté sur les étudiants en médecine et divers locaux sur les médecins : ils étaient au travail à 17h45 et ont payé un lourd tribut. Il y a des élites, francophones et francophiles, elles ont été durablement touchées par la crise, mais reste une forte aspiration à accueillir une coopération française. Et une autre désorganisation, dont on ne parle pas, celle de l'économie et de l'économie de la santé. Les patients n'ont plus d'argent, ils ont pris l'habitude de soins gratuits dispensés par une multitude d'organisations non gouvernementales dans le plus grand désordre. Les médecins et les personnels de santé ne peuvent plus vivre de leur art, fuient le pays en masse. « je n'ai plus de maison, je n'ai plus d'argent et plus d'employeur », me dit le gynécologue directeur de l'hôpital de Diquini. « Qui va s'occuper de ma famille ? ».

Le jour du départ, les médecins haïtiens, mais aussi ceux de la diaspora revenus aider, me demandent : que pourrez vous faire pour nous, lorsque la situation aigue sera passée, que les journalistes et les ONG seront parties, et qu'on ne parlera plus de nous ?

Paris, février 2010.